医药科普丛书

一本书
读懂体质养生

吕沛宛　编著

中原农民出版社
·郑州·

图书在版编目(CIP)数据

一本书读懂体质养生/吕沛宛编著. —郑州:中原
农民出版社,2016.6
(医药科普丛书/温长路主编)
ISBN 978-7-5542-1422-0

Ⅰ.①一… Ⅱ.①吕… Ⅲ.①体质-关系-养生
(中医)-问题解答 Ⅳ.①R212-44

中国版本图书馆 CIP 数据核字(2016)第 088100 号

一本书读懂体质养生
YIBENSHU DUDONG TIZHI YANGSHENG

出版:中原农民出版社

地址:河南省郑州市经五路 66 号   **邮编**:450002

网址:http://www.zynm.com   **电话**:0371-65751257

发行:全国新华书店

承印:辉县市伟业印务有限公司

投稿邮箱:zynmpress@sina.com

医卫博客:http://blog.sina.com.cn/zynmcbs

策划编辑电话:0371-65788653   **邮购热线**:0371-65724566

开本:710mm×1010mm 1/16

印张:7.25

字数:110 千字

版次:2016 年 6 月第 1 版   **印次**:2016 年 6 月第 1 次印刷

书号:ISBN 978-7-5542-1422-0   **定价**:19.00 元

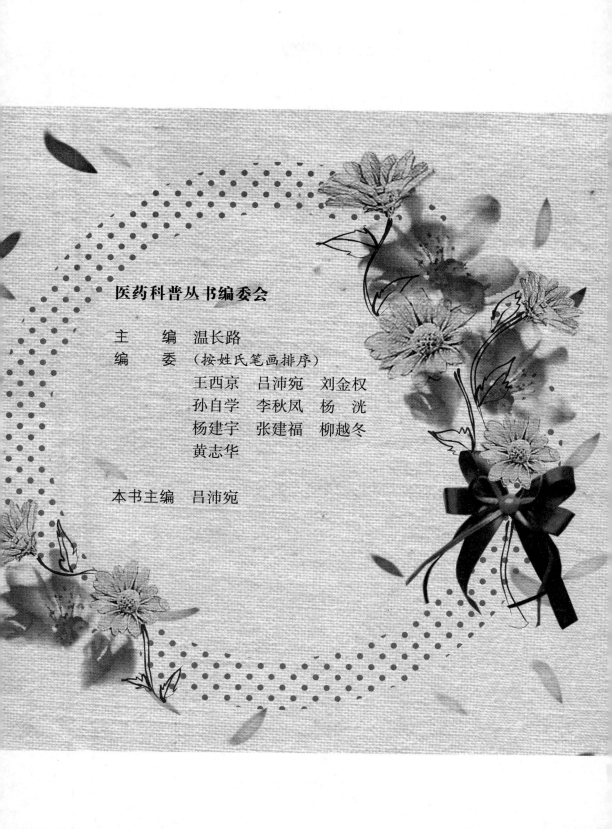

内容提要

如果你总是浑身没劲，干什么都提不起精神，动则汗出、气喘，那你是气虚体质。

如果你形体肥胖，畏寒怕冷，那你是阳虚体质。

如果你形体消瘦，总是手脚心发热，易躁怒，好动（小儿），那你是阴虚体质。

如果你形体消瘦，面色、唇色偏暗，身体多刺痛，那你是血瘀体质。

如果你常虚乏无力不想动，注意力不集中，口黏痰多，形体肥胖，那你是痰湿体质。

如果你面色很黑，像蒙着一层灰，易长痤疮，口干，口臭，那你是湿热体质。

如果你形体比较瘦，性格内向，最喜欢叹气发愁，常忧郁不乐，那你是气郁体质。

如果你容易对花粉或紫外线过敏，或者易患过敏性鼻炎、风疹，那你是特禀体质。

如果你形体匀称，或虽胖而不臃滞，或虽瘦而有精神，精力充沛，睡眠好，食欲好，性格开朗，平时患病少，恭喜你，那你就是最好的体质——平和体质。

举了这么多例子，现在你大概知道自己属于什么体质了吧？如果还不太确定，那只有细读这本书了。

在编辑这本书的时候，我悄悄拿我家三口人的状况和书上讲的对照了一下，发现三个人竟然占了三种（主要的）——痰湿体质、阴虚体质、湿热体质。好在书上给的偏方简单方便，我就用食疗方给家人进行调理，毕竟身体健康才是硬道理。一段时间以后，原来的症状都在悄无声息地改变。

再序

一套丛书，两年间出版了24种，不仅被摆放在许多书店的显眼位置，有不错的卖点，而且还频频在各类书展中亮相，获得读者的好评。2014年2月，其中的19种已通过手机上线阅读，把它带进了更广阔的空间……这些信息既让我高兴，也使我惊讶：一个地方性的出版社能有如此之光彩，可见其决策者运筹之精、编辑人员付出之多、市场运作人员对机缘的把握之准了。在平面出版物不断受到冲击的今天，这是不是应当引起关注和研究的一个现象呢！百姓的需求是最大的砝码，读者的喜爱是最好的褒奖，中原农民出版社不失时机地组织专家又编写出一批后续书目，并将于2014年7月起陆续推出。作为这套丛书的主编，我抑制不住内心的冲动，提笔写下这段话，以为这套丛书的高效繁衍鼓劲、助力！

继续推出《医药科普丛书》的意义，起码有三点是可以肯定的：

一是，为国民健康素养的提高提供食材。2012年，我国居民的基本健康素养水平只有8.8%，处于比较低的层次，与中国的大国地位和整体国力很不适应。2014年4月，国家卫生和计划生育委员会在《全民健康素养促进行动规划(2014—2020)》中提出了5年后要将这个水平提高到20%的目标，这既是一项利国利民的大事，也是一项涉及诸多方面的艰巨任务。作为医学科学工作者，最方便参与、最有可能做到的就是利用自己的知识、智慧和创造性劳动，在向受众提供诊疗服务的同时，进一步加大对医学知识普及的广度、深度、力度和强度，通过讲健康知识、写科普作品，面传心授，身体力行，用群众喜闻乐见的形式向他们传播科学的生活理念和生活方式。《医药科普丛书》的承载中，就包含有这样崇高的使命。

二是，为医疗制度改革的顺利进行拓宽思路。我国正在进行的医疗制度改革，事关国计民生。疾病谱的快速变化、老龄化的日趋突出，困扰着未来世界的发展，也困扰着社会的安宁。美国的人均年医疗经费投入已高达8 700美元(占美国GDP的17.7%，是全球总投入的1/4)，而国民健康水平(发病率和人均寿命)在世界卫生组织191个国家的排名中却一直徘徊在第18~20位。我国虽然在过去短短几十年时间就完成了西方国家一二百年才完成的转变,但同时也存在着发展中国家所面临的疾病和健康的双重负担。如不及早干预,未来国家GDP的1/4将用于医疗。要解决十几亿人口的健康问题,必须寻找一条符合我国国情的路子,用李克强总理的话说,就是用中国式的方法去解决世界难题。《医药科普丛书》的承载中,也包含着这样积极的因子。

三是,为健康服务业的发展增添动力。2013年10月,国务院正式出台了《关于促进健康服务业发展的若干意见》(以下简称《意见》),要求充分调动社会力量的积极性和创造性,扩大供给,创新发展模式,促进基本和非基本健康服务协调发展,力争到2020年,基本建立覆盖全生命周期、内涵丰富、结构合理的健康服务业体系。《意见》中提出的今后一个时期发展健康服务业的八项任务,体现在治疗、预防、保健、康复的各个层面,如何实现对疾病干预的前移,树立超前的健康管理意识,是重中之重的工作。它对降低发病率、减少疾病痛苦、节约卫生资源、增加健康指数、增强国力都有不可估量的作用。围绕这一理念,在健康预测、健康评估、健康教育、健康维护、健康干预等领域大有作为。《医药科普丛书》的承载中,还包含了这样有益的探索。

《医药科普丛书》的作者,都是各个学科的专家,资质是完全可以放心的。已经出版的24种书,传播了健康的正能量,产生了较大的影响,这是应当肯定的主旋律。仔细阅读就会发现,有的书文笔老到,深入浅出,趣味引人,出自长期从事科普的高手;有的书,墨花四溅,激情横溢,单刀直入,出自牛刀初试的新秀。越来越多的医学工作者爱科普、做科普,成为学术与科普并举的双重能手,是一种值得称道的好现象。学术与科普,既是可以互相渗透、互相促进,命运密不可分的同宗学问,又是具有不同个性特点的两个领域,如何在二者之间找到恰当的切合点、交融处,是文化和科学传播中需要认真探索和努力解决的问题。建议丛书的后续作品,进一步处理好政治与学术、文化与科学、中医与西医、创新与普及、养生与养病、偏方与正方、食养与食疗、高雅与通俗、书本与实用、引用与发挥等关系,立足基层、立足老百姓的实际需求,以指导大众健康生活方式的建立、养生理念的形成和常见病、多发病的防治方法为主,兼顾不同人群的不同需求,采取多样性的形式,有针对性地为民众提供科学、有用、有理、有趣的知识和技能,成为他们追求健康、幸福人生的好帮手、好朋友。

　　以上这段话，是感慨之中一气呵成的，充以为序，以与作者、编者、读者共勉吧！

2014 年 6 月 6 日　北京

人类疾病谱虽然不断发生着变化,但常见病依然是影响健康长寿的最主要因素。以最多见的慢性病为例,心脑血管疾患、恶性肿瘤、呼吸系统疾病、糖尿病每年的死亡人数分别为 1 700 万、760 万、420 万、130 万,占世界死亡人数的 85% 左右,其中有 30% 的死亡者年龄还不足 60 岁。我国的情况也不乐观,政府虽然逐年在增加医疗投资,但要解决好十几亿人口的健康问题,还必须循序渐进,抓住主要矛盾,首先解决好常见病的防治问题。如何提高人们对健康的认知、对疾病的防范意识,是关系国计民生的紧迫话题,也自然是医药卫生工作者的首要任务。

2009 年 10 月,在长春市召开的庆祝新中国成立 60 周年优秀中医药科普图书著作奖颁奖大会上,中原农民出版社的刘培英编辑提出了要编纂一套《医药科普丛书》的设想,并拟请我来担任这套丛书的主编,当时我就表示支持。她的设想,很快得到了中原农民出版社领导的全力支持,该选题被列为 2011 年河南省新闻出版局的重点选题。2010 年,他们在广泛调查研究的基础上,筛选病种、确定体例、联系作者,试验性启动少量作品。2011 年,在取得经验的前提下,进一步完善编写计划,全面开始了这项工作。在编者、作者和有关各方的通力合作下,《一本书读懂高血压》《一本书读懂糖尿病》《一本书读懂肝病》《一本书读懂胃病》《一本书读懂心脏病》《一本书读懂肾脏病》《一本书读懂皮肤病》《一本书读懂男人健康》《一本书读懂女人健康》《一本书读懂孩子健康》《一本书读懂颈肩腰腿痛》和《生儿育女我做主》12 本书稿终于脱颖而出,在龙年送到了读者面前。今年,《一本书读懂失眠》《一本书读懂过敏性疾病》《一本书读懂如何让孩子长高》《一本书读懂口腔疾病》又和大家见面了,这的确是一套适合普通百姓看的科普佳作。

在疾病的防治方法上,如何处理好中西医学的关系问题,既是个比较敏感的话题,又是个不容回避的问题。我们的态度是,要面对适应健康基本目的和读者实际需求的大前提,在尊重中西医学科各自理念的基础上,实现二者的结合性表述:认知理念上,或是中医的或是西医的;检查手段上，多是西医的；防治方法上，因缓急而分别选用中医的或西医的。作为这套书的基本表述原则，想来不必羞羞答答，还是说明白了好。毋庸遮掩，这种表述肯定会存在这样或那样的不融洽、不确切、不圆满等不尽如人意处，还需要长期的探索和艰苦的磨合。

东方科学与西方科学、中医与西医，从不同的历史背景之中走来，这是历史的自然发展。尽管中医与西医在疾病的认识上道殊法异，但殊途同归，从本质上看，中西医之间是可以互补的协作者。中西医之间要解决的不是谁主谁次、谁能淘汰谁的问题，而是如何互相理解、互相学习、互相取长补短、互相支持、互相配合的问题。这种"互相"关系，就是建立和诠释"中西医结合"基本含义的出发点与归宿点。人的健康和疾病的无限性与医学认识活动的有限性，决定了医学的多元性。如果说全球化的文化形态必然是不同文化传统的沟通与对话，那么，全球时代的医疗保健体系，必然也是不同医疗文化体系的对话与互补。当代中国医疗保健体系的建立，必然是中西医两大医学体系优势互补、通力合作的成果。中西医长期并存、共同发展，是国情决定、国策确立、国计需求、民生选择的基本方针。从实现中华民族复兴、提高国民健康素质和人类发展进步的共同目标出发，中西医都需要有更多的大度、包容、团结精神，扬长避短，海纳百川，携手完成时代赋予的共同使命。医学科普，是实现中西医学结合和多学科知识沟通的最佳窗口和试验田。不管这一认识能不能被广泛认可，大量的医学科普著作、养生保健讲座实际上都是这样心照不宣地进行着的，无论是中医的还是西医的。

世界卫生组织称，个人的健康和寿命60％取决于自己、15％取决于遗传、10％取决于社会因素、8％取决于医疗条件、7％取决于气候的影响，这就明确告诉我们，个人的健康和寿命，很大程度上取决于自己。"取决"的资本是什么？是对健康的认知程度和对健康正负因素的主动把握，其中最主要的就是对疾病预防问题的科学认识。各种疾病不仅直接影响到人的健康和生活质量，而且严重影响到人的生存状况和寿命。我国人均寿命从新中国成立之始的35岁升高到2005年的73岁，重要原因之一就是疾病防治手段不断得到改善和提高。如果对疾病防控的技术能够再提高一些，这个数字还有上升的余地。摆在读者面前的这套《医药科普丛书》，就是基于这种初衷而完成的，希望读者能够喜欢它、呵护它、帮助它，让它能为大家的健康给力！

新书出版之际，写上这些或许不着边际的话，权以为序。

陆书鹏

2013 年春　于北京

目录

体质自测

平和体质养生

气虚体质养生

阳虚体质养生

阴虚体质养生

血瘀体质养生

痰湿体质养生

湿热体质养生

气郁体质养生

特禀体质养生

体质自测

每每听到电视或广播里关于养生的讨论,专家说你们的体质各异,方法要因人而异,这时我不禁会思考,到底什么是体质呢? 老百姓会理解吗? 其实,用专业的话讲,体质就是指我们人体生命过程中,在先天禀赋和后天获得的基础上所形成的形态结构、生理功能和心理状态方面综合的、相对稳定的固有物质。当然,我们的体质也会随着慢慢的调养而改变,但这是一个漫长的过程,不能急于一时。

1. 什么是健康

中国人对健康的理念源于中医的气血理论,气足有力为健,经络通畅顺达为康。

健康即人体与外界环境之间,以及人体内部各脏腑之间阴阳保持动态平衡的状态,意味着形体、血肉、精神情志与环境适应的完美协调。

中医健康标准:吃得香;睡得着;排泄正常;思维清晰;心情愉悦;腿脚灵便。

《黄帝内经》中"阴阳匀平……命曰平人","阴平阳秘,精神乃治",首先提出了健康体质的特点。因此,理想的体质应是阴阳平和之质,但是阴阳的平衡是阴阳消长的动态平衡,所以总是存在偏阴偏阳的状态,只要不超过机体的调节和适应能力,均属于正常生理状态。但是最关键的就是要保持心态平和,按照自然简单规律的方法去生活,不然过犹不及。

2. 什么是养生

养生，就是根据生命发展规律，通过顺应四时起居、精神调摄、饮食文化、体育锻炼等方法或手段，对机体进行积极的调理，实现人与环境、人与社会以及人本身的和谐，达到颐养身心、增强体质、预防疾病、延年益寿的目的。

《黄帝内经·灵枢》曰："故智者之养生也，必顺四时而适寒暑，和喜怒而安居处，节阴阳而调刚柔，如是则僻邪不至，长生久视。"什么意思呢？我们接下来的内容将一一列出。

3. 什么是体质辨识

同类每一个个体之间都有共性和差异性，好比哲学家说"世界上没有两片相同的叶子"，但叶子又有其共同特征和相似功能。中国人数众多，按阴阳分类就是男人和女人，按年龄分类就是儿童、青少年、中年、老年。那按体质分类呢？

你喜欢热，他喜欢冷；你喜欢酸，他喜欢辣；你喜欢静，他喜欢动。为什么呀？因为我们体质各异啊。由于每个人先天禀赋不同，后天生活环境不同，吃住不同，所以就造就了不同的体质。中医把体质分为九种类型，有平和体质、阳虚体质、阴虚体质、气虚体质、痰湿体质、湿热体质、血瘀体质、特禀体质，还有一个气郁体质。中医体质辨识，即以人的体质为认知对象，从体质状态及不同体质分类的特性，把握其健康与疾病的整体要素与个体差异的手段，从而制定防治原则，选择相应的养生、预防、治疗方法，进行"因人制宜"的干预。

根据每种体质的特点来进行调理和保健，所取得的效果会事半功倍。很多人养生效果不大，就是不知道针对体质来"下药"。

实际上，每个人并不仅仅是一种体质，有可能是两种或两种以上体质相结合的，比如说，你是气虚，但又有阳虚的表现状况，那调理时把针对这两种体质的保健方案结合起来，灵活运用就好了。

下面为大家附上简便体质自测表，以便于大家根据自身情况进行体质测评。

请根据近一年的体验和感觉(孕妇请填写怀孕前一年的体验和感觉),回答以下问题:

(1)平和体质

问题	没有 【根本不】	很少 【一点】	有时 【有些】	经常 【相当】	总是 【经常】
1.您精力充沛吗?	1	2	3	4	5
2.您容易疲乏吗?	1	2	3	4	5
3.您说话声音无力吗?	1	2	3	4	5
4.您感到闷闷不乐吗?	1	2	3	4	5
5.您比一般人耐受不了寒冷(含夏天的冷空调、电扇)吗?	1	2	3	4	5
6.您能适应外界自然和社会环境的变化吗?	1	2	3	4	5
7.您容易失眠吗?	1	2	3	4	5
8.您容易忘事(健忘)吗?	1	2	3	4	5
判断结果:					

(2)阳虚体质

问题	没有 【根本不】	很少 【一点】	有时 【有些】	经常 【相当】	总是 【经常】
1.您手脚发凉吗?	1	2	3	4	5
2.您胃脘部、背部或腰膝部怕冷吗?	1	2	3	4	5
3.您感到怕冷、衣服比别人穿得多吗?	1	2	3	4	5
4.您比一般人耐受不了寒冷(含夏天的冷空调、电扇)吗?	1	2	3	4	5
5.您比别人容易患感冒吗?	1	2	3	4	5
6.您吃、喝凉的东西会感到不舒服或者怕吃、喝凉东西吗?	1	2	3	4	5
7.您受凉或吃、喝凉的东西后,容易腹泻(拉肚子)吗?	1	2	3	4	5
8.您平时大便容易稀溏吗?	1	2	3	4	5
判断结果:					

(3)阴虚体质

问题	没有 【根本不】	很少 【一点】	有时 【有些】	经常 【相当】	总是 【经常】
1.您感到手脚心发热吗？	1	2	3	4	5
2.您感觉身体、脸上发热吗？	1	2	3	4	5
3.您皮肤或口唇干吗？	1	2	3	4	5
4.您口唇的颜色比一般人红吗？	1	2	3	4	5
5.您容易便秘或大便干燥吗？	1	2	3	4	5
6.您面部潮红或偏红吗？	1	2	3	4	5
7.您感到眼睛干涩吗？	1	2	3	4	5
8.您感到口干咽燥，总想喝水吗？	1	2	3	4	5
判断结果：					

(4)气虚体质

问题	没有 【根本不】	很少 【一点】	有时 【有些】	经常 【相当】	总是 【经常】
1.您容易疲乏吗？	1	2	3	4	5
2.您容易呼吸短促，接不上气吗？	1	2	3	4	5
3.您容易心慌吗？	1	2	3	4	5
4.您容易头晕或站起时晕眩吗？	1	2	3	4	5
5.您比别人容易患感冒吗？	1	2	3	4	5
6.您喜欢安静、懒得说话吗？	1	2	3	4	5
7.您说话声音无力吗？	1	2	3	4	5
8.您活动量一大就容易出虚汗吗？	1	2	3	4	5
判断结果：					

（5）痰湿体质

问题	没有 【根本不】	很少 【一点】	有时 【有些】	经常 【相当】	总是 【经常】
1.您感到胸闷或腹部胀满吗？	1	2	3	4	5
2.您感到身体总是不轻松或不爽快吗？	1	2	3	4	5
3.您腹部肥满松软吗？	1	2	3	4	5
4.您有额部油脂分泌多的现象吗？	1	2	3	4	5
5.您上眼睑比别人肿(轻微隆起)吗？	1	2	3	4	5
6.您嘴里有黏黏的感觉吗？	1	2	3	4	5
7.您平时痰多,特别是咽喉部总感到有痰堵着吗？	1	2	3	4	5
8.您舌苔厚腻或有舌苔厚厚的感觉吗？	1	2	3	4	5
判断结果：					

（6）湿热体质

问题	没有 【根本不】	很少 【一点】	有时 【有些】	经常 【相当】	总是 【经常】
1.您面部或鼻部有油腻感或者油光发亮吗？	1	2	3	4	5
2.您容易生痤疮或疮疖吗？	1	2	3	4	5
3.您感到口苦或嘴里有异味吗？	1	2	3	4	5
4.您大便黏滞不爽,有解不尽的感觉吗？	1	2	3	4	5
5.您小便时尿道有发热感、尿色浓深吗？	1	2	3	4	5
6.您带下色黄(白带颜色发黄)吗？	1	2	3	4	5
7.您平时脾气急躁吗？	1	2	3	4	5
8.您的面色晦暗吗？	1	2	3	4	5
判断结果：					

（7）血瘀体质

问题	没有 【根本不】	很少 【一点】	有时 【有些】	经常 【相当】	总是 【经常】
1.您的皮肤在不知不觉中会出现青紫瘀斑（皮下出血）吗？	1	2	3	4	5
2.您两颧部有细微红丝吗？	1	2	3	4	5
3.您身体有哪里疼痛吗？	1	2	3	4	5
4.您面色晦暗或容易出现褐斑吗？	1	2	3	4	5
5.您容易有黑眼圈吗？	1	2	3	4	5
6.您容易忘事（健忘）吗？	1	2	3	4	5
7.您口唇颜色偏暗吗？	1	2	3	4	5
8.您舌下的两根络脉迂曲吗？	1	2	3	4	5
判断结果：					

（8）特禀体质

问题	没有 【根本不】	很少 【一点】	有时 【有些】	经常 【相当】	总是 【经常】
1.您没有感冒时也会打喷嚏吗？	1	2	3	4	5
2.您没有感冒时也会鼻塞吗？	1	2	3	4	5
3.您没有感冒时也会流鼻涕吗？	1	2	3	4	5
4.您会过敏（对药、食物、气味、花粉或季节气候变化时）吗？	1	2	3	4	5
5.您的皮肤容易起荨麻疹（风团、风疹块、风疙瘩）吗？	1	2	3	4	5
6.您因过敏出现过紫癜（紫红色瘀点、瘀斑）吗？	1	2	3	4	5
7.您的皮肤一抓就红，并出现抓痕吗？	1	2	3	4	5
8.您有因季节、温度变化或异味等原因而咳喘的现象吗？	1	2	3	4	5
判断结果：					

(9)气郁体质

问题	没有 【根本不】	很少 【一点】	有时 【有些】	经常 【相当】	总是 【经常】
1.您感到闷闷不乐吗？	1	2	3	4	5
2.您容易精神紧张、焦虑不安吗？	1	2	3	4	5
3.您多愁善感、感情脆弱吗？	1	2	3	4	5
4.您容易感到害怕或受到惊吓吗？	1	2	3	4	5
5.您胁肋部或乳房肿痛吗？	1	2	3	4	5
6.您无缘无故叹气吗？	1	2	3	4	5
7.您咽喉部有异物感，且吐之不出、咽之不下吗？	1	2	3	4	5
8.您性格内向吗？	1	2	3	4	5
判断结果：					

结果分析：

体质测评 24～32 分者，有该体质发展趋势。体质测评 32～40 分者，为该体质类型。

以分数最高者为主症，其余测评项大于 24 分者为兼症。

若平和体质测评项分数最高，但其余测评项有达 24 分以上者，不可以直接判定为平和体质。

此测评表仅供自我简单测试，若想详细了解自身体质，请依据临床专业测评结果。

中医体质分类与判定自测表
中华中医药学会标准

平和体质养生

1. 平和体质的表现

　　平和体质是最稳定、最健康的体质。这类人体形匀称，或虽胖而不臃滞，或虽瘦而有精神；面色、肤色润泽，头发稠密有光泽，目光有神，唇色红润，不容易疲劳，精力充沛，睡眠、食欲良好，大小便正常，性格随和开朗；平时患病较少，即使患病往往容易自愈或易于治愈；对自然环境和社会环境适应能力较强，工作潜力大，休息效率高。如后天调养得宜，无暴力外伤或慢性疾病，则其体质不易改变，易获长寿。

2. 平和体质调养方案

　　《黄帝内经·素问》："上古之人，其知道者，法于阴阳，和于术数，食饮有节，起居有常，不妄作劳，故能形与神俱，而尽终其天年，度百岁乃去。"

　　故我们总结出下面几条养生总则：①适应自然，外避邪气；②调摄精神，保养正气；③节制饮食，固护脾胃；④劳逸结合，不妄作劳；⑤慎房事，以维先天。

　　（1）适应自然，外避邪气

　　1）春季："春三月，此谓发陈。天地俱生，万物以荣，夜卧早起，广步于庭，被发缓形，以使志生，生而勿杀，予而勿夺，赏而勿罚，此春气之应，养生之道也。逆之则伤肝，夏为寒变，奉长者少。"

　　中国医学认为，春三月为正月、二月、三月，即立春至立夏前一天，是四季之首。立春一到，东风拂面，大地开始解冻，阳气开始上升，万物开始萌生。试想万物不能顺利萌生，那夏秋会是什么景象？所以我们常常会说一年之计在于春，养生也同样要遵循这个道理。

人到底应该怎样在春季养生呢？《黄帝内经·素问》上说"夜卧早起"。因为春天有生发之气，人也要生发，要让气血活动开，多活动，不要懒惰。起床后，要"广步于庭"，即放松形体在庭院当中活动，可使阳气生发，这叫"动则阳生"。"被发缓形，以使志生"，不要约束形体，穿着最宽松的衣服，使形体松缓，有利于阳气生长。在舒缓身体的同时，自己的精神意志也开始生发，这样的话才有利于人的成长与健康，如果从学习、事业上来说，也有利于发散思维，产生好的思路和想法。具体来说：

● 立春时阳气开始萌动，万物要生长，光有阳光没有雨水怎么行？春雨贵如油，人和自然相应，春季人体阳气促进血液向体外循环，人体内脏相对冬天供血减少，这时，气血充沛人士身体轻松，周身舒畅，但气血稍差的朋友就会有种种不适的症状，如春困、目涩、头晕、膝痛……显出生发底气不足的症状。如果有这些不适，我认为就该给身体浇水了，日常饮食多吃绿色蔬菜、五谷杂粮，也可吃山药炖龙骨、枸杞菊花粥，麦冬、地黄、百合泡茶饮，其中许多朋友都反映枸杞生吃补肝明目效果非常好，大家不妨一试。

● 春天伊始，阳气刚开始生发，气温虽然上升，但还在乍暖还寒时，大家平时躲在暖气屋里就如温室的花朵，对寒冷的抵抗力降低，因此出门穿衣以温暖为度。出门锻炼身体，惊蛰以后更合适。这时气温相对稳定，很多冬天闭藏停止晨练的朋友，这时可以穿上宽松的衣服，带上愉悦的心情，开始晨起慢跑了。

● 惊蛰春雷一声响，大地万物复苏。正所谓"东方风来满眼春"。春风拂来，万物生发，风气和煦，天人相应。经过漫长的严冬禁锢，被捂了一个冬天的人们难免想脱下厚重的衣服，到户外拥抱绿色，沐浴阳光，享受一下春风的吹拂。

● "万物生长此时，皆清洁而明净，故谓之清明。"（《岁时百问》）清明节，在每年的4月5日左右，这时春光明媚，草木吐绿，加之雨水充沛，万物清洁明净、赏心悦目，是人们春游的大好时光。我国在清明节有扫墓和祭祀先人的习俗，大家远足郊外，给逝去的亲人添土插柳，不但可以寄托对先人的缅怀之情，也有利于心中郁气的疏散，非常符合春季要肝气条达、胸怀开畅的精神调摄方法。同时让身体沐浴在春光中,接受春风的吹拂,吸取大自然的活力,还有比这更好的养生吗?

●谷雨为春三月的最后一个节气,农谚有"谷雨前后,种瓜点豆";"三月中,自雨水后,土膏脉动,今又雨其谷于水也"。中医认为脾土旺于四季之末18天,在春季包括清明节后3天和谷雨前15天,这时大地土膏脉动,在人体好比肌肉,因此是肌肉活泛、血运充沛的时机;在大地,是种瓜得瓜、种豆得豆之时;在人体,脾气当旺之时,也是人们春季进补的好时节,这时多食顺应自然的绿色食品,豆类食物较好,特别是芽类蔬菜,如黄豆芽、绿豆芽、野菜苗、椿树苗等。"春种一粒粟,秋收万颗子",足见种子的生发之力和所蕴含的能量。气血较差的,鸡蛋是不错的补品,牛肉炖山药汤、红枣炖鸡汤也很好。总之,我们的身体要为迎接盛夏酷暑提前做好准备。

●话说"春捂"。中医上春季五行属木,应风令而生,如果风气太过就会导致以风为主的疾病,如风寒、风湿、风热、头痛、眩晕、泄泻、肢体游走性疼痛……中医认为如果风气太过就为贼风邪气,当人体抵抗力差时顾护体表能力减弱,大家认为的和风,对于个体也许就是贼风。故《黄帝内经》有"虚邪贼风"之说。

根据风为阳邪,易袭阳位、善行数变的致病特点,而头部为诸阳之会,肺脏位居最高,所以大家在受风邪侵袭后易出现头痛、颈项转动不利、背部强硬、咳嗽、急性支气管炎、肺炎、哮喘等,甚至诱发高血压、中风、关节炎、消化不良等疾病。药王孙思邈曾说:"春天不可薄衣,令人伤寒、霍乱、食不消、头痛。"

如何防春季之"贼风",避之有时呢?

要养成"春捂"的习惯。我国有许多老话,如"春不忙减衣,秋不忙加冠","春捂秋冻,不生杂病","二月休把棉衣撤,三月还有梨花雪","吃了端午粽,才把棉衣送",说的就是这个道理。所以适时增减衣物,莫急于减衣。

在人体项背部有风池、风府、风门穴位,通于脑络。腰腹部前有"神阙"(肚脐),连接人体诸经百脉;后有"先天之本"肾脏所对应的命门、肾俞。体虚之人,风邪易从这些穴位侵入经络、脏腑、脑络,故而外出尤其是风大时不要急不可待地穿上低领镂空上衣、低腰裤、短裙等,最好戴上围巾、套上风衣帮助抵御风寒。所以中国古人穿衣多是"立领长袍"服装,对防止风邪侵袭有很好的屏蔽作用。历代养生名著如《寿亲养老新书》提出:"春季天气渐暖,衣服宜渐减,不可顿减,使人受寒。"《摄生消息论》中强调:"春阳初生,万物发萌,正二月间乍寒乍热……不可顿去棉衣。老人气弱,骨疏体怯,风冷易伤腠理,时备夹衣,遇暖易之,一重渐减一重,不可以暴去。"由此可知古人之智慧。虽然春季女士镂空、短裙服饰甚是风靡,着实靓丽迷人,但请大家备好披肩、围巾、风衣以备出门防风邪侵袭,尤其对于平素体虚畏风畏寒之人,更要做好防护工作,可以自行艾灸关元穴、足三里穴来提高人体正气,也可通过中医辨证辅以调补正气类汤药内服。

送女士朋友四句话:"春风拂来柳依依,不爱性感爱飘逸。围巾风衣把春迎,谁说春捂不靓丽?"

2)夏季:"夏三月,此谓蕃秀。天地气交,万物华实,夜卧早起,无厌于日,使志无怒,使华英成秀,使气得泄,若所爱在外,此夏气之应,养长之道也。逆之则伤心,秋为痎疟,奉收者少,冬至重病。"

夏天是繁茂的季节,阳气旺盛,此时天地之气相交,天气下降,地气上升,植物类都已经开花结果了,那么人呢?首先要晚睡早起,保持阳气旺盛,与自然界相一致。虽然此时阳气盛,出汗多,易产生疲劳,但是要注意不要心生烦恼,明白是自然现象。心态方面,"使志无怒",调节情绪,不要发怒,保持充沛的精力用在学习和工作上。夏季是炎热的季节,该出汗时就出汗,不要整天待在空调房里,不利于阳气的宣散。

夏季,人体血液循环会加快,会自动靠出汗来散热,同时带走体内废物,也就是常说的自然排毒。但很多人天一热就喜欢待在空调房里,甚至还将室温调到20℃以下,长时间持续,会削弱我们适应自然的能力。

再者,炎热的夏季,我们常常见到各种各样的大排档,年轻人或大口大口地吃冰镇食品,或边吃烧烤边喝冰镇啤酒,或饮五颜六色的冰镇饮料。这虽然一时地解决了暑热之气,而后期却留下了病根。我们在门诊上常常会遇到这样的病人,面色黄暗,形体瘦削,捂着胃脘部直呼胃疼,一问原因,原来为了解暑,肆意饮食而造成大祸。

夏季阳气向外生发,毛孔开大以排汗解热,此时过用寒凉之物,这些凉性食物进入人体,胃要暖化其为可吸收的温度才可进入血液循环,同时胃黏膜遇寒其保护性收缩,又损伤了胃。另外许多冰镇饮料都含有大量的碳水化合物,反而使人愈喝愈渴,除了得到一时快感之外,没什么好处。最好的降暑饮料其实就是白开水,一杯温白开水能够快速被胃部吸收,促进排汗。

如果身体有些不适,为了保健可以选择适当的花茶,这也是药茶的一种。以茉莉花、菊花、玫瑰花居多。茉莉花芳香开窍,喝后心旷神怡、心神安定,非常适合脑力劳动和思虑过多的人群;菊花有清肝明目、清热解毒、疏风散热的作用,适合风热感冒、肝火旺盛、目赤昏花以及脸上长疮疖的人群;玫瑰花有疏肝解郁、活血止痛的作用,特别适合有经前乳房胀痛的朋友。另外,想消暑止渴,可以喝绿豆水、绿茶水、竹叶水、西瓜翠衣荷叶水等;食欲不振,可选择焦山楂麦芽茶、炒扁豆、佩兰、藿香等;心烦失眠,可选择竹叶、芦根、栀子、豆豉、生地等。(可根据个人口味喜好选择,每次用2～3克泡茶即可)

3)秋季:"秋三月,此谓荣平。天气以急,地气以明,早卧早起,与鸡俱兴。使志安宁,以缓秋刑,收敛神气,使秋气平,无外其志,使肺气清,此秋气之应,养收之道也。逆之则伤肺,冬为飧泄,奉藏者少。"

秋天是多事之秋,在门诊上,经常见到一些人,一到秋天干燥综合征、牛皮癣、咳喘就犯,且七窍干燥,尤其鼻腔里又干又痒,有时还会流鼻血。胃肠功能失调在秋季也多发。

那么,秋季该如何养生呢?

●秋季应早睡早起,早起使肺气得以舒展;早卧以顺应阳气之收,防止阴精外泄,同时要收敛神气,心志安宁,保持情绪的乐观,抛开烦恼,避免悲伤情绪,是秋季养生的一个好方法。

●步入秋季,脾气常常虚弱而导致腹胀。在中医五行中,脾属土,肺属金。由于土不生金,肺气虚弱,所以过敏性鼻炎患者会随着秋季的到来而增多。遵循五行中培土生金的规律,秋季养生更重补脾胃,在平日的饮食中,可多食用些脾肺双补的食物,例如公鸡炖山药,或公鸡二黄汤。此处的二黄指的是黄精和黄芪,二药均甘淡,补肺健脾;公鸡有补虚暖胃、开宣肺气的功效。

●立秋后,天空热气下压,地表之热开始向地球内部沉降。秋初,因天之热下降,地之暑热又为沉降之始,这时气候形成燥热之势,肺脏很娇嫩,肺气稍薄弱的人或不注意饮食起居的人可能吃饭、睡眠、情绪稍有不良就诱发咳嗽了,大多为干咳无痰,正是肺燥的表现,对于这种状况的出现,大家可用川贝炖梨或食用些银耳百合汤、老鸭汤、咸鸭蛋,切记每次要适量,皆可达到润肺解燥、缓解咳嗽的功效。

●秋风起,秋叶落,阳气收敛,天人相应,于是就有很多悲秋的故事,如黛玉写的《秋窗风雨夕》:"秋花惨淡秋草黄,耿耿秋灯秋夜长。已觉秋窗秋不尽,哪堪风雨助凄凉。"世界卫生组织最新提出"健康的一半是心理健康"的概念,人高兴时身体会分泌内啡肽,对身体健康有益。因此秋季保持宁静欢喜之心,可以缓解秋季肃杀之气,对缓解秋季常见病、多发病和秋季未病先防有很好的作用。试想,如果黛玉是一个乐观豁达之人,就不会这么早香消玉殒了。

●谚语:"一年补到头,不如霜降补。"霜降是秋季最后一个节令,也是脾胃各居四季末之时机,又是秋末冬初交接点,霜降季节根据自身身体情况,适当进补,饮食适宜,起居合适,可以减少冬季多发病,特别是年老体衰和发育期儿童更应做好预防工作。笔者自己就是一个例子,以往冬季稍触寒凉就会感冒,2015年霜降时一直进补羊汤类食品,当然要荤素搭配,不上火为宜,结果这年冬天郑州下了两场大雪,感冒发热、中风、心机梗死患者频发,致医院床位爆满,本人工作生活还好,庆幸调补得时。

●秋季干燥,皮肤瘙痒或荨麻疹皮肤病患者随之增多,因肺与皮毛相表里,血燥生风,又由于秋季天气干燥,皮肤失去润泽而导致皮肤出现瘙痒,此时更应注意不可经常抓挠,保持心情安宁,避免越抓越痒的情况出现。这时大家可食用一些百合、银耳、枸杞、桑葚、蜂蜜等,以达到生津润燥的效用,皮肤瘙痒的症状也会随之减轻。

4)冬季:"冬三月,此谓闭藏。水冰地坼,无扰乎阳,早卧晚起,必待日光,使志若伏若匿,若有私意,若己有得,去寒就温,无泄皮肤,使气亟夺。此冬气之应,养藏之道也。逆之则伤肾,春为痿厥,奉生者少。"

冬季阳气沉潜,天地严寒,万物蛰伏,人之精气亦应内潜闭藏,因此起居作息要"早卧晚起",增加居室时间,减少冒寒的机会,所以要"去寒就温,无扰乎阳",以适应这种环境、这种气象。所以大家也要避寒就温,就好像候鸟要往南飞,熊和蛇等动物要冬眠一样,我们人类也要顺应冬天人体气血趋向于"藏"的特点。这时家里的暖气开到15~20℃就行了,不要太高,否则,人体会以为是夏天来了,就会本能地打开毛孔散热,但室外的温度还很低,结果人一出门就容易受寒感冒,有时还会反反复复。一些老人甚至因此而出现脑出血、心肌梗死……冬季万物收藏,蛰虫潜伏,我们养生也要遵循这种原则,保持低调内敛,包括情绪志向喜乐,不可宣散太过,保持平稳的淡定境界。冬季运动和养生身体以微微发热不出汗为宜。前几年流行汗蒸,现在还有人痛苦地找到我,因冬天曾毛孔开泄感寒,而致身痛头痛看病。毛孔开,身感寒而致身痛头痛看病,我说这还是算他身体好。要知道部分人因过汗当时就晕厥而抢救,还有部分人到了春天身体被掏空一样而痿厥不振,另一部分人因冬季闭藏不足,阴液不足,肝肾失养,易感冒,到了春天还容易得温病(高热不退的病)。

关于四季养生,请允许我用《黄帝内经·灵枢》中的一句话总结:"故智者之养生也,必顺四时而适寒暑,和喜怒而安居处,节阴阳而调刚柔,如是则僻邪不至,长生久视。"这也正解释了我们养生的总原则。这句话什么意思呢? 就是告诉我们要想活得长,活得健康,不生病,就要与自然界保持和谐,与周围环境保持和谐,自我形神保持和谐,这样就能"僻邪不至,长生久视"。

(2)调摄精神,保养正气

1)调摄精神:《黄帝内经·素问》云:"恬淡虚无,真气从之,精神内守,病安从来。是以志闲而少欲,心安而不惧,形劳而不倦,气从以顺,各从其欲,皆得所愿。"这告诉我们,保持心情平静安和,正气固守在内,使疾病无从发生。所以情致安闲而无复杂的欲望,情绪安定而不大喜大悲,身体适当劳作而不过度劳累,真气就会运行通畅,各人就能随其所欲而满足自己的愿望。另外,"君子坦荡荡,小人长戚戚","不做亏心事,不怕'病'敲门"说的就是要心胸开阔,不要斤斤计较。坦荡的胸怀令人心情放松、愉悦,自然就睡得香,吃得香。试想一个天天心里算计的人能有好的睡眠吗? 长此以往,疾病自然会找上门来。

中医认为,人的五志(喜、怒、思、悲、恐)七情与身体疾病密切相关,喜伤心,怒伤肝,思伤脾,悲伤肺,恐伤肾。情绪不佳,五志过极将会影响五脏的气血运行,进而导致一系列的疾病发生。

2)保养正气:正气相对邪气而言,狭义地讲,是人体的抗病能力;广义地讲,是人体机能的健康表现。例如受寨卡病毒肆虐的小头症,就是孕妈妈受到邪气感染而损伤胎儿正气的一种表现。保养正气就是运用各种养生方法保持生命正常生长,提高抗病能力,防止外邪侵害。

四季正常气候,即春温、夏热、秋凉、冬寒等皆为正气,如果春温当温不温或温之太过,同样为邪气,会损伤天地正气,导致大地生灵生发失常而发生疾病。

对于人体如何保养正气呢？

首先顺四季养生正常作息，饮食起居。其次保持精神愉悦，喜不过喜，怒不过怒，忧不过忧，思不过思，悲不过悲，恐不过恐，惊不过惊。在形体上，劳不过劳，用不过用。在饮食起居上，三分饥和寒，饱不过饱，暖不过暖。在日常生活中，避免虫兽金刃伤害。在工作中，能正确评估自己的脑力和体力，切不可过劳，导致疲劳蓄聚，轻者形成慢性疲劳综合征，重者过劳死。

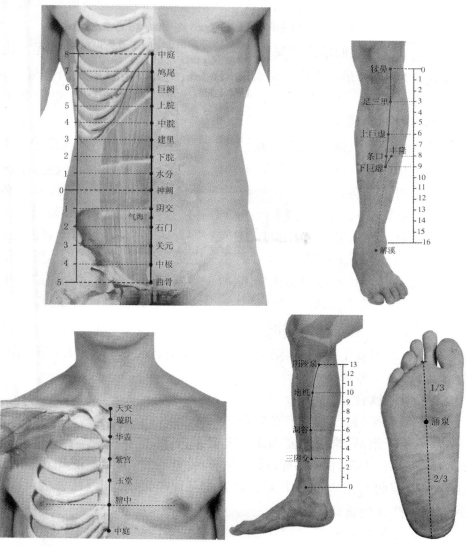

在穴位保健上，常用大穴有足三里穴、关元穴、涌泉穴、三阴交穴、膻

中穴。

膻中穴：在前正中线上，两乳头连线的中点，有行气宽胸、活血化瘀的功效。当胸膺不畅时，常宜按此。该穴行气血作用较强，例如我们突发心脏骤停进行胸外心脏按压时就是按这个部位。

涌泉穴：为肾经第一个穴位，喻水之源头，生命起源。涌泉在足底前 1/3 处，足趾跖屈时呈凹陷处中央。能补益肾气，防治高血压、腰酸腿软、反复上火等疾病。总之，经常按摩涌泉穴，可以对全身各脏腑起到整体性调节作用，因为肾经直接或间接与多脏腑经脉相连。

足三里穴：我们常说，"要想身体安，三里莫要干"，什么意思呢？就是多灸灸足三里，足三里可以健脾和胃，扶正培元，通经活络，升降气机，为强壮保健要穴。一个患者，因寒湿肢胀，一次不小心将足三里穴灸了个小水泡，从此腹胀痊愈了。

关元穴：为人体元气之所在，关元在下腹部正中线上，当脐中下 3 寸处。人体之真气，源于关元，因为它是小肠经气在腹部的反应点，小肠是干吗的呀？小肠是人体消化吸收的重要场所，治病必兹于药，养生必兹于食，人体这一身正气，离不开小肠的消化吸收功能。同时，关元穴又是人体任脉、脾经、肝经、肾经的交会穴。因此，古人有人过三十，便每三年灸关元穴三百壮；人过五十，可两年一灸关元穴三百壮；六十，可一年一灸关元穴三百壮。达到强壮身体、减少疾病的目的。有诗为证："一年辛苦唯三百，灸取关元功力多。健体轻身无病患，彭篯寿算更如何。"

三阴交穴：在小腿内侧正中线上，内踝上三寸处，是脾经、肝经、肾经交会穴，对男女生殖系统、泌尿系统均有很好的调节作用，大家可每天搓揉此穴 10～20 分钟。

（3）节制饮食，固护脾胃

《卫生宝鉴》云："食饮有节，安能以酒为浆。节满意之食，省爽口之味，常不至于饱甚，即顿顿必无伤，物物皆为益，糟粕变化，早晚溲便按时，精华和凝，上下津液含蓄，神藏内守，荣卫外固，邪毒不能犯，痰疾无由作矣。"前面我们举过一个关于夏天恣意饮凉，进而伤及脾胃的例子，到底该怎样合理膳食呢？

首先还是顺应自然，当季产什么就吃什么，当季适合吃什么就吃什么。比如春天阳气生发，就多食芽类、豆类以助其生发；夏季炎热酷暑，宜饮食清淡,不宜食用肥甘厚味之物,要多吃蔬菜瓜果、绿豆、鸭肉等凉性食物;秋季是丰收的季节,硕果累累,但秋季主燥,宜食甘润之品以助生津,如梨、银耳、百合、杏、猪肉、鸭肉等。冬季寒冷,宜多食白菜、萝卜、板栗、枣、黑豆、羊肉、狗肉等温补之品,以保护体内阳气;适当配以萝卜、白菜等节令蔬菜,补中有疏。我们常看到有些人冬天图新鲜,图刺激,在北方大冷天吃那些南方寒凉水果,甚至冰粥、冰激凌,这无疑是给自己的身体埋了地雷,随时都有爆炸的可能。其次,要有节制,现代实验反复研究延寿方法,不管是用狗,还是猴子、老鼠做实验,结论皆是:"吃得越多,死得越快。"所以中国祖先告诉我们饭吃七成饱是很有道理的。再者,饮食还要讲究洁净,很多乡村,由于没有流动的水,淘米洗菜刷马桶共用一个池塘,导致肠道传染病的蔓延。小儿由于喜吮手指,因此小儿三岁以上每年要常规驱虫一次。夏季常见的发热泻泄也与饮食有关,例如经常见大家因吃冰箱冷藏的已切开的西瓜而爆泻不止,甚至引发心脏病,都是夏季气温高、细菌滋生快所致。

最后,说一下饮食还要有节律,人体脏腑十二经脉,每个时辰各有所主,脾胃经上午当差,所以古训要求我们"早吃饱,午吃好,晚吃少",对补充能量、养护脾胃都有裨益。

(4)劳逸结合,不妄作劳

《三国志·华佗传》云:"起居有常,不枉作劳。人体欲得劳动,但不当使极耳。动摇则谷气得消,血脉流通,病不得生。"意思就是说,要按时作息,不过度劳累。人体想要运动之时,要适度,不可过极,适度的运动可以促进人体的消化吸收以及血液运行,从而预防疾病。《素问·宣明五气》曰:"久视伤血,久卧伤气,久坐伤肉,久立伤骨,久行伤筋。"这说的就是过劳致病。运动的多少要根据个人情况而定,良好的、合适的运动会让您精神倍增,饮食香甜,睡眠转安,肌肉力量增强。例如一位病人说他朋友每晚快走五千米,血压、血糖、体重都走正常了,因此也模仿,结果走了三个月,觉睡不着了,精神倦怠了,而且面容也变晦暗了。我一看,是阴虚体质,需要避免晚上运动。还有一位大妈,每晚跳广场舞,结果兴奋得整夜不能入睡,一个月下来,烦躁、易怒、心神不宁,喜哭。我一看,也是阴虚体质。我让他们把运动都放到上午,开了一些养阴安神药,以求慢慢好转,但大妈还执迷不悟地说:"吕大夫,我一跳舞病就好了。"结果是轻松高兴一小时,全身难受近一天。

（5）慎房事，以维先天

"以妄为常，醉以入房，以欲竭其精，以耗散其真，不知持满，不时御神……故半百而衰也。"现代人常常出入歌舞厅、酒吧等娱乐场所，夜生活丰富，房事不节，性生活紊乱，长此以往，以致肾虚，导致身体素质日渐衰退。"天宇虽宽难润无土之木，大道虽阔难救无缘之人"。肾乃先天之本，我们要懂得如何维护先天之本，所以要慎房事，并且平时可以多吃些黑色种子类和一些坚果类的食物，例如：芝麻仁、黑豆、桑葚、核桃仁、腰果等。黑入肾，黑色食物可以补肾。所谓"种子"，就是物种的下一代，蕴含着植物繁衍下一代的最基本物质和遗传属性，蕴含着新的生命，是所有物种最宝贵的生命根源。简言之，就是蕴含着一个生命需要的全营养，所以，我们祖先告诉我们"五谷为养"。

要大家慎房事，可有些人说我们中医迷信，其实一些体质不好的同志房事后经常腰酸膝软，体质更差的想一想男女之事致白浊下流都会腰酸。我看的一位最严重的患者，因为手淫导致瘫痪。道理很简单，中医认为，肾主生殖主髓，适当的房事有益健康，但过了则损肾中精气。

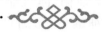

天覆地载，万物悉备，莫贵于人

你浑身都是奢侈品，却为何不珍惜？在合法人体器官市场，眼角膜是 24 400 美元一只，心脏价值 997 700 美元，肝脏价格为 557 100 美元。肾脏价格，中国 62 000 美元，美国 262 600 美元。假如你无病无痛，脏腑无损，就已经是个千万富翁了。一部价值百万的车辆，很多人拼命保养，但对于价值千万的自己的身体呢？

所以大家要爱惜身体，注意身体，预防疾病，多运动，多保养，多喜悦，健康无价！

吕大夫温馨提示：

以上虽然是平和体质保健方案，也是其他体质保养应遵循的原则。

气虚体质养生

1. 气虚体质的表现

例1 一次汗蒸流汗半年

汗蒸很多人都享受过，汗蒸房闷热的环境使毛孔打开再泡个澡很舒服，一天的疲乏得到了缓解，身心得到了放松。但这样的好事也并非适合每个人。这不，24岁的小张就是如此。小张以前曾因夜间汗出过多来找我诊治过，当时按阴虚盗汗给以六味地黄汤合牡蛎散加减，治愈后便没再复诊。就在前几天小张又来看病，只见他一边述说病情一边拿纸巾擦汗。随着他的讲述我渐渐明白，原来半年前小张自以为汗出病好了，就去汗蒸房享受了一下，没想到汗蒸后，汗出不止，以前只是晚上出汗，现在白天晚上均出汗。渐渐地汗出症状没好转，还出现了气短、胸闷、乏力、畏风等不适，严重影响了他的工作和生活。讲完后他还自嘲说："别人花一次汗蒸钱出汗一次，我倒好，花一次钱，却能天天享受汗蒸。"

《医旨绪余·宗气营气卫气》说："卫气者，为言护卫周身，温分肉，肥腠理，不使外邪侵犯也。"也就是说，卫气具有防御外邪、温养全身、调控毛孔开合的功能。小张本就气虚，汗蒸使汗孔张开，卫外不固（张仲景《金匮要略·脏腑经络先后病脉证》说："腠者，是三焦通会元真之处，为血气所注；理者，是皮肤脏腑之文理也。"现代多理解皮肤和肌肉的间隙相互沟通，是渗泄体液、流通气血的门户，有抗御外邪内侵的功能），汗孔闭合不能，故而出现汗出不止，畏风。又因津能载气，气随汗出，更加重了气虚，形成了恶性循环，所以现在小张不仅有汗出不止，还有气短乏力等气虚加重的表现。诊过舌脉后给以玉屏风散合牡蛎散加减并重用黄芪以益气固表止汗。一周后小张已无气短乏力，且汗出减少。先后调理月余，痊愈，我最后嘱其服用补中益气丸和六味地黄丸以巩固。

例2　看看这个"风流人物"

我想大家都看过郭冬临的小品《有事您说话》，为了排队买火车票，被寒风吹感冒了，鼻涕一个劲儿地流，得到个"一夜风流"的称号。其实在门诊上我还遇到过一个比郭冬临还厉害的小伙子小王，他可是几乎天天"风流"。现在我们就讲讲这位"风流人物"。

那天在门诊上小王一手拿着两包纸巾，一手用纸擦着鼻涕，挺帅的一个小伙子这样一来形象一下子就大打折扣。按理说一个小伙子声音洪亮，可轮到他就诊时声音低怯，加上鼻音比较重，一句话要说几遍。原来小王上高中前身体很好，上了高中后由于学习压力大，身体素质渐差，以打篮球提高体质，但每次打球后大汗淋漓便去冲凉水澡，结果反反复复感冒，一变天就流涕不止，发展成了鼻炎，因此在大学期间也告别了喜爱的篮球运动。这不这两天天气变冷，小王的鼻涕便不管不顾地流出。

《黄帝内经》云"肺主皮毛，开窍于鼻"，肺气虚卫外不固，寒气犯肺，鼻窍为之不通。中医辨证后，我给他补中益气汤加减，以益气固表，调和营卫，散寒通窍。同时配合冬病夏治膏药穴位贴敷，经过一个月的治疗，小王又能潇洒地在篮球场上投球了。最后我叮嘱他每次活动量勿太过，除了夏天适合适当出汗，其他时间运动勿大汗淋漓，汗后勿当风冲凉，勿贪凉饮冷。后嘱其用玉屏风散巩固疗效。

例3　爱惜身体勿逞强

大家都知道天有三宝——"日、月、星"，可大家知道人体也有三宝吗？那就是"精、气、神"，精是基础，气为动力，神为主宰，构成了"形与身俱"的有机整体。精是构成人之形体的最基本物质，也是化气、生神的物质基础；精藏于脏腑之中而不妄泄，受神和气的调控。气是构成人体及维持生命活动的最基本物质，也是化生神的基本物质，气充则神旺，即所谓"气能生神"；气的生成和运行，又赖于神的调控，即所谓"神能驭气"。

在门诊上就遇到过这样一个病人，而立之年的小常，是一位运货司机，周五因为货物多就加班多拉了几趟，本想周末好好在家睡个懒觉休息一下，怎奈亲戚朋友决定去云台山游玩，无奈也只好陪同前往。为了不落人之后，被别人笑话，他不顾疲惫的身体一路攀登，俗语有云"望山跑死马"，为了面子硬是登上了山顶。而等小常回来后就"卧床不起"，整整休息了两天仍感觉气短乏力、少气懒言，连眼皮都不想抬，无奈之下只得来我门诊求治。

小常加班首先耗气，次日又长途跋涉，耗气伤神损精。《黄帝内经·灵枢·邪客》说："宗气积于胸中，出于喉咙，以贯心脉，而行呼吸焉。"《读医随笔》说："宗气者，动气也。凡呼吸言语声音，以及肢体运动、筋力强弱者，宗气之功用也。"由此可知小常少气懒言等症状均缘于气虚，故给以补中益气汤加减以益气补宗气之虚。并嘱其好好在家休养，安眠以养神。

现在这样的病人非常多，许多同志工作了一天很劳累，晚上本该回家休养生息，可因为这样那样的理由，不得不去应酬或加班，身心长期得不到调养和修养，使"精、气、神"进一步耗散，轻者亚健康，重者过劳死。

例4　坐着睡觉的老大爷

随着时间的推移，现在的社会已经进入了老龄化阶段，来我门诊的老年人也很多。那天当我的学生正在给一位老大爷问诊写病历时，突然听见呼噜声，这位老大爷竟然睡着了，幸好其家属在旁，没有影响病历的完成。当轮到老大爷就诊时，人未到，气喘之声便"先声夺人"。只见老大爷形体瘦小，驼背，头前倾，呼吸困难，气喘连连，坐下询问后得知患者患"慢阻肺"多年，反复气喘，疲乏无力，听力下降，困倦头懵，最痛苦的是不能平卧而眠，每天只能半仰卧或坐着睡觉，否则就会被憋醒。

此患者正如《黄帝内经·灵枢》所说："上气不足，脑为之不满，耳为之苦鸣，头为之苦倾，目为之眩。"根据患者气短不足以息、努力呼吸、头懵不清、听力下降等一系列症状，辨证为肺肾两虚。肺主气，为生气之主；肾主纳气，开窍于耳。由此处以《医学衷中参西录》之升陷汤和都气丸加减。老大爷病久年高，取效非一日之功，嘱其坚持调理，并多食山药、大枣以培养气之生化之源。吴崑曾言："人生与天地相似，天地之气一升，则万物皆生；天地之气一降，则万物皆死。"

最后告诫各位朋友，勿耗气伤气，气在我们人体很重要，如《难经·八难》说："气者，人之根本也。"《类经·摄生类》又说："人之有生，全赖此气。"

从上面的例子，我们已经对气虚体质的人有了初步的了解，在临床中碰到的气虚体质的人是最多的。他们见到我的时候会说:"吕大夫,我浑身没劲,上个楼气喘吁吁的,腿还打滑,干什么事儿也提不起精神,没一点活力。"为什么没劲? 因为身体的气不够了。我们看商场做促销活动的时候,会有很多腾起的充气的塑料柱子,但如果把气给放了,柱子就落下来了。人身体气虚了其实是同样的道理。

一般气虚的人,平常面色有点儿黄黄的或黄白色,容易倦怠无力、少气懒言,或头晕目眩,自汗,活动后诸症加重,现在的亚健康多属于这种情况。当领导的最怕开会讲话,因为讲一会儿气就跟不上了;当老板的自觉没有能力驾驭职工了,因为稍一耗神就累;当职工的自觉前途不光明了,因为提不起劲儿拼搏,但是体检好像也没大问题。总体来说,就是身体各项机能下降了。

2.气虚体质的成因

气虚也分许多种,例如心气虚总想哭,有时自觉心脏跳动,悸动不宁,做事丢三落四,缺脑子似的;肾气虚容易惊恐,小便频数,腰酸酸的,劳累、房事加重,做事缺乏持久力;肺气虚容易悲伤,反复感冒,咳嗽,做事缺乏魄力;脾气虚,肢倦无力,便溏,光想睡觉,做事没脾气,老好人。老年人气虚,最常见的表现症状就是反复感冒,临床上多属肺气虚。还有,现在每年冬病夏治特别火,治什么? 哮喘、咳嗽、过敏性鼻炎等,这些毛病都跟肺气虚有关。

但是,不管哪一种气虚,终究是元气不足,再加上某一脏腑先天薄弱,后天过劳,例如思虑劳累过多就容易脾气虚,久之,又导致心气虚。如果身体元气充沛,百脉和畅,自然就不虚了。但元气一源于先天,二源于后天饮食补养,有人先天充沛,但后天以各种方式消耗掉了,如过劳过耗不睡觉,饮食不规律,房事不节制,不按时作息等;也有先天元气就不足,后天由于种种原因过度挑战自己,做力不从心的事,结果就病了。

当然,人体的气主要来源于禀受父母的先天之精气、饮食物中的营养物质(即水谷之精气,简称"谷气")和存在于自然界的清气,通过肺、脾胃和肾等脏器生理功能的综合作用,将三者结合起来而生成。在气的生成过程中,脾胃的运化功能尤其重要。人活一口气,古人最知道养气了,例如创建的各种气功和食疗方法以及艾灸法。

（1）气虚体质的饮食调养

1）多喝黄豆大米粥：气虚的人要多喝粥，大米粥最好了。我小的时候，身体不太好，典型的气虚体质，长大后学了中医，明白了大米粥的功效，就天天喝，自己感觉调养得还不错。再后来，市面上有豆浆机了，我就买了一个。早晨食用黄豆和大米，黄豆是黄色的，入脾胃，能够健脾气；大米是白色的，可以补肺气。大米和黄豆在一块，补中益气的效果还真是不错，有很多人气虚腹泻，我把这个方子告诉他们，大部分都不拉肚子了。做的时候很简单，照各种型号豆浆机使用说明做即可。我们家三口人的量，就是用豆浆机配有75毫升的标有刻度的小量杯，黄豆取小量杯的1/3，晚上提前泡上，早晨冲洗干净，再取大米2/3杯淘洗干净，一起放入豆浆机内，加入水到豆浆机所标的刻度水位，通上电源，按米糊键，做好后豆浆机自动提示；如果是老式豆浆机，大家照上面的配量，煮熟就行了。用这个方法做早餐很好，因为上午脾胃经当令，补脾益气可事半功倍。

2）黄芪炖童子鸡补肺气好：如果整天虚乏无力，怕寒畏冷，我首推药膳黄芪童子鸡，就是用小鸡仔炖黄芪。有一次我老家一个亲戚过来找我看病，他说只要天稍微寒一丁点儿，或者空调温度低一点，她就会咳嗽不止。自己吃了很多药，都不管用。我说药补不如食补，回去试试用白公鸡炖黄芪30克，加10克白胡椒粉，一周两次，吃肉喝汤，坚持一段时间会慢慢好转。

具体做法：将白条鸡洗净切块，余水去腥，后放入内盛适量开水的炖锅内，加入30克生姜片、30克黄芪清炖，炖熟后根据个人口味放入调料和白胡椒粉，再煮沸即可。

因为鸡补肺气，而白色也入肺，胡椒温中散寒宣肺。这样不但补肺气，还治咳嗽。我这个亲戚回去坚持了三个月，咳嗽好了，人也精神了。中医认为，"诸气者，皆属于肺"，肺气充沛，血氧饱和度就高，随血液带给各脏器的营养就足，脏腑功能强大了，病自然就没了。

3）职业用嗓者可多吃松子：说话的时候耗的是胸中之气——宗气。宗气是以肺从自然界吸入的清气和脾胃从饮食物中运化而生成的水谷精气为主要组成部分,相互结合而成。因此要想胸中之气充沛,第一要脾胃好;第二还是要脾胃好。中医理论认为,五脏五行各有所属,肺为金,脾胃为土,土能生金,故土为母,金为子。肺气的充沛从哪里补呢?脾胃是肺的母亲,补脾健脾多吃易消化的食物,脾才能将水谷精微物质输给肺,给肺以能量,久之,肺气也就充沛了。

有人说话说一天,口干舌燥,或讲一天课,回去就生病了,这就与宗气消耗过度有关。因此,少说话、小声说话就可以养气。就说我吧,每天要大量地与病人说话交流,很容易气虚,所以尽量将声音柔和压低,并多吃松子。

松子具有滋阴润燥、扶正补虚的功效,是果中仙品,适宜做菜,也适宜做馅,特别适合讲话用嗓多的人食用。所以,像售货员、推销员、教师、演员等职业用嗓者,没事的时候多吃些松子。松子在食品商店有售,大家最好买开口松子,回来边剥开边享用,细嚼慢咽,一次 5～10 克,一天两次就可以了,补气效果很好,贵在坚持。但不可过量,不然就会拉肚子了。

4)炒熟的白芝麻,补虚珍品:大家都知道,香油是芝麻磨出来的,芝麻香啊,香味有醒脾和补脾的作用。像大家有时候不想吃饭了,把馍烤黄烤焦,焦香味就出来了,这味道就有醒脾和补脾气的作用。所以,如果您经常感觉气虚的话,把白芝麻炒一炒,记住,炒香立即出锅,不可炒煳。

现代研究发现,白芝麻里含有大量的脂肪和蛋白质,还有糖类、维生素 A、维生素 E、卵磷脂、钙、铁、镁等营养成分。中医认为,白芝麻味甘、性平,入肝、肾、肺、脾经,有补血明目、祛风润肠、生津通乳、益肝养发、强身体、抗衰老之功效。对于产后气虚的女士,贫血或者身体虚弱瘦小的孩子,头发早白、阳痿、遗精等肾气虚的中年男性,以及头晕耳鸣、高血压、高血脂、大便干燥的老年人,都可以炒点白芝麻吃。芝麻还具有养血的功效,可以治疗皮肤干枯、粗糙,令皮肤细腻光滑、红润光泽。但大便滑泻者勿食。

具体吃多少,因人而异,一般成年人一次 3～5 克就可以了,也就是我们平时吃饭的中等大小的汤勺,一勺就好,一天两次。便秘者可以两勺,一天三次,空腹吃。

5)山药,益气养阴,平补肺脾肾,也是不错的补气佳品,具体怎么吃?鲜品一次 50～100g,煮着吃、蒸着吃,煮粥吃、打碎吃,怎么吃我不管,只要能吃进去就有效,但贵在坚持。

6)白扁豆:益气健脾祛湿,平常脾气不足,身体重滞,大便溏泻的同志用其煮粥吃或当零食吃也不错。

7)大枣:补中益气,养血安神。脾虚饮食减少,气虚烦躁乏力、便溏,可每次用10枚肥枣蒸熟吃。大枣生吃易泄泻,补气时请大家熟吃,也更便于脾胃消化吸收。

(2)气虚体质的运动疗法

1)气虚体质的人首选的运动就是下蹲、跪坐和盘坐。

具体做法:

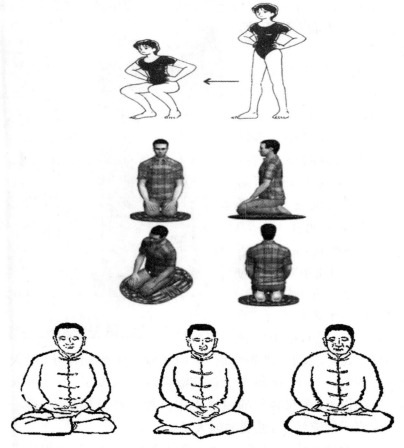

双盘膝姿势　　　　　下盘膝姿势　　　　　单盘膝姿势

我以前在我的博客里面写了一篇文章,叫作《日本人长寿,可能与跪坐有关》,因为当我们蹲着的时候,气会向下走,沉到小腹丹田里。经常练习气沉丹田，人的气就足，全身的血液循环就好，就不会出现气郁和其他病症。现代研究发现，做这些动作时，腹腔静脉回流变好，心肾供血充沛，内脏循环变佳，内脏循环营养供给充分，身体自然也就表现出健康积极向上的一面了。

2）闭口调息法：经常闭口调整呼吸，保持呼吸的均匀、和缓。

具体做法：口唇微闭，牙齿轻启，舌抵上腭，眼观鼻，鼻观脐，尽量缓慢深长呼吸，切忌调息时咬牙切齿，肌肉紧张，使通气量减少。舌抵上腭可有效打开咽腔，增加通气量。这样做，可以增加肺的有效通气量，提高血氧饱和度，给全身细胞迅速补充营养和促进代谢产物排出。难怪《黄帝内经·素问》云："上古有真人者，提挈天地，把握阴阳，呼吸精气，独立守神，肌肉若一，故能寿比天地，无有终时。"

（3）气虚体质的艾灸方

1）灸关元，大补元气：元气不足，古人早已帮我们想好了补气的好办法，最被历代医家推崇的是灸法，例如《扁鹊心书》言："保命之法，灼艾第一，丹药第二，附子第三。"人至三十，可每年于霜降节时灸关元穴 15～30分钟，灸到立冬停止，怕冷畏寒重的人士，可灸到翌年立春。为了写这本书，验证古方之灵验，本人亲自用随身灸重灸关元穴 1周（每次约 3 个小时），结果小腹

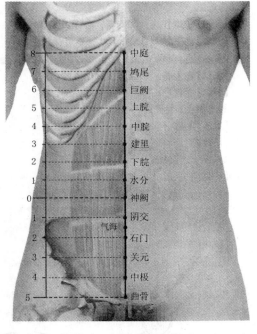

部有一团热气，感觉甚好，来暖气后，室内感觉太干燥而停止，但天一冷就手脚冰冷的毛病没了，不戴帽子就前额痛的毛病没了，一减少衣服就打喷嚏的毛病没了，在有暖气的屋里不用再加一件薄棉袄了，这一切说明什么？说明元气充沛了，抵抗力强大了。

有人总认为这方法太古老了，问我有什么密招没？这是祖先几千年的总结，创新没那么容易，但是有几个人真正实践了呢？以前我用电暖宝觉得很方便，但随着实践和认识的深入，个人认为真正补气补阳效果

最好的,还是遵循古人的方法——灼艾第一。随身灸由于使用方便灵巧,网上、药店、医疗器械店均有销售,大家不必担心不会使用,看说明和实物对照即会使用。

2)灸隐白、大敦——补气固阴:气虚之人喜汗出,吃一碗饭,头上背上都是汗。有的人更严重,坐着不动也汗出。为什么呢? 这是因为气太少了,固不住阴液了。还有的女子会出现崩漏,月经量多,这都跟气虚时气不摄阴有关。像这种情况,自己拿一个艾条,每天去灸大脚趾指甲根

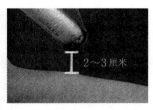

灸时艾条距皮肤 2～3 厘米

旁两侧的隐白穴、大敦穴(如下图所示),各 15 分钟左右。同时,每天再灸关元穴 15～30 分钟,补后天元气的效果非常好。

(4)气虚体质的常用中药方

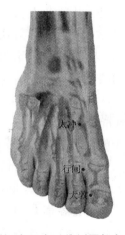

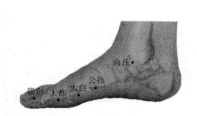

隐白:在足大趾内侧甲根角旁 0.1 寸　　　大敦:在足大趾外侧甲根角旁 0.1 寸

1)四君子汤:如果您愿意喝点汤药的话,中医有一个有名的汤剂叫作四君子汤,处方就是"白老夫人"。"白"就是白术。"老"是国老,国老是什么? 甘草。"夫"是茯苓。"人"是人参。我常常把人参换成党参,因为党参药性比较平和,擅补脾肺之气,还能补血生津,价格相对便宜。

2)玉屏风散:有的人气虚的时候容易感冒,这时候可用黄芪,一次 10克,一天一次,泡水代茶饮就可以了。另外,有一个叫玉屏风散的方剂也比较适合气虚爱感冒之人。玉屏风散由黄芪、防风、白术组成,其中黄芪补气固表,防风祛风散寒,白术最擅长补气健脾,诸药共用,内补脾肺,外祛风寒,所以是临床治疗气虚感冒的常用方剂。药店有中成药,如果天

气稍变凉,您就感冒,可买这个药,照说明服用即可。

3)补中益气汤(丸)、参苓白术丸:补中益气汤也是临床治疗气虚的常用方剂,可促进中焦脾胃消化转输功能,脾胃消化转输功能增强,供给其他脏腑的营养就会充沛,体质就会强壮,所以凡是气壮山河的人一定胃口好,能吃才能干。本人近年用此方加减使用临床各科,例如加补肾药治疗肾气虚所导致的疾病,加补肺药治疗肺气虚,加宣肺药治疗过敏性鼻炎,加温里药治疗脾胃虚寒,加利湿强筋骨药治疗颈项腰肌僵硬不适。如果您是一个简单的脾气虚,神倦无力,便溏,受点寒、吃点冷就泄泻,可以直接买中成药补中益气汤按照说明服用。当然,对于中气不足导致的腹泻,参苓白术丸效果也不错。临床上,本人也常把补中益气丸和六味地黄丸联合使用,治疗老人伴腰酸腿疼虚损无力,自我感觉身体各项功能低下的老年虚劳证,这两种成药联合使用,有先后天同补之妙,由于使用方便,很受老人喜爱。

4)生脉饮:大家心气不足了,心慌心悸了,可口服生脉饮(药店有成药)。这方有人参、麦冬、五味子组成,可益气养阴复脉,治疗舌红少苔、津液不足的心悸比较好。

吕大夫温馨提示:

气虚的时候不能过劳,因为过劳容易伤气。我曾经有个病人,刚上军校,强体力训练,俯卧撑做了100多个,然后又撑单杠撑了100多个,训练没结束,他的四肢就萎软了。后来整个人浑身一点劲儿都没有,走路都费力,只好休学在家养病。原因是脾主四肢,突然强体力训练,把脾气伤得太过了,四肢当然就没法正常活动了。这是过劳致病的典型。其实,咱们祖先也经常告诫大家:物勿过用。

1.吃多了也容易伤气

我老家在信阳新县,新县是劳务输出大县,其中有很多的劳力都输送到日本。但是,他们在输送到日本之前,都要进行劳务培训,其中有一项训练是什么?是少吃。大家都知道中原人厚道,用的碗叫"海碗",河南的特产——烩面就是用海碗盛的,一般年轻人吃一海碗太平常了。但是,到了日本就不一样了,他就让你吃一小碗,原因很简单,日本人认为吃多了浪费,消化吸收不了,排泄出去了。一

28

方面可能是因为日本是一个岛国,他们物质资源不很丰富,所以在能源上面很节俭,但是节俭有好处,日本人长寿就与此有关。小孩子也不是想吃多少就吃多少。中医认为,脾胃为生气之源,吃多了伤气,吃少了气不足,都不能长寿。

2.过度劳累易耗气

气虚体质的人不能过度劳累,因为过劳耗气。我曾经遇到一个气虚体质的病人,高血脂,天天服用降脂药,自诉几年来腿脚走路无力,他问我:"大夫,降脂药我怎么越吃血脂越高?现在都达到12点多,甚至最高达到15点多。很奇怪,我一吃药,血脂就降下来,降脂药一停血脂下次反弹得会更高。"

我一号他的脉,发现他的脉象就跟小河的水差不多。看着河塘里水不少,其实底下都是淤泥,上面就那浅浅一点水在漂浮着。这时候,第一步定要把淤泥给铲出去;第二步要补一部分气,促进它的排出。我告诉他:"你是脾气虚,吃厚腻食品,脾胃运化不了,所以降脂药吃了就有效,不吃就没效了。为了增强脾胃的运化功能,要加强锻炼。"

那个病人说:"我特别喜欢跳舞,以后我每天去跳上两小时。"

我告诉他:"不能跳那么久,适量的运动是补气,运动过多就会耗气了。运动也不要太剧烈,把动作放慢。动作放慢了,就能避免汗出得太多。我觉得气虚的人打打太极、站站桩都挺好,但是时间不要太长,根据自己的身体状况量力而行即可。"

气很重要,气是生命。俗话说,人活一口气,佛争一炷香。关于气虚,我在本节用了很多文字,如果您有气虚的话,最好赶紧对号入座,调理调理。

阳虚体质养生

1. 阳虚体质的表现

例 1　夏天穿棉鞋，你见过吗

每逢冬病夏治期间，门诊上我都会见到各种各样因为怕冷来进行穴位贴敷的患者，有的是头怕冷，有的是前心后背怕冷，也有许多美女小腹冷痛的。但我曾遇到过这样一位病人，那天正值夏至，诊室内人人扇风驱热，一位年过 60 的老太太走了进来，引人注意的是她的脚上穿着一双棉鞋。当轮到她就诊时，通过询问才得知老太太当年冬天生产，家境贫穷，产后无棉鞋可穿，导致天冷则脚冷麻木不仁，天长日久到现在就算是三伏天也不敢脱掉棉鞋。老太太喃喃地说，到现在她都忘了穿凉鞋的感觉了，为了怕别人笑话，天热时她都不敢上街。一阵感慨后，通过望、闻、问、切，我给这位常年穿棉鞋的患者处以当归四逆汤加减，并嘱其以艾叶泡脚，以温经散寒通经活络。患者用了一周后双足麻木缓解有了知觉，又经过一个月的治疗，患者已经敢穿着单鞋来我门诊了。那天一进门就抬起一只脚让我们看她新买的单鞋，那满脸的笑意如一缕清风吹入我的心间，驱走了夏日的烦热。老太太当年产后血虚不荣，又恰逢严冬寒邪外侵，无棉鞋顾护肌表，导致寒气充斥于肢体远端，阳气不能温煦使寒凝经脉，双足冷痛麻木。日久年深寒气牢居下肢不化，给老太太带来了多大的痛苦！

例 2　家有"费电"一老太

我们经常会说"绿色环保为地球，请节约每一度电"，为此还有每年的停电一小时日。但我曾在门诊上见过一位费电的老太太，或许你会猜想她家有钱不怕花钱或者说老太太想晚年享受享受生活甚至想炫炫富。其实这都不对，这位老太太家境一般，就是工薪阶层，而且老太太生活上也很节俭，不舍得花钱买新衣新鞋，就算衣服破个洞也不舍得丢，补一下还接着用，就这么一位老太太怎么会费电呢？通过仔细询问我才得知患者年轻时就怕冷，年纪大了阳气不足，最近几年出现了一遇冷就心中发冷发紧，胸中窒闷不适，温度不能低于26℃。为了老太太的身体，孝顺的儿女在家里装了空调，几乎一年都开着。看着这台烧钱的空调，一向节俭惯的老太太总是心存懊悔，曾经因为想省电停用空调，结果疾病诱发被120急救车拉到医院抢救。从此老太太过上了四季温暖的"大棚生活"，成了名副其实的"温室中的花朵"。长此以来给患者身心都带来了极大痛苦。老太太述说完以往经历后就急不可待地说："我这还没老到不能自理的地步，我不想给儿女增加负担，吕大夫你快给我治治吧。"

看着这位心怀子女的老妈妈，我经过仔细地四诊合参，处以四逆汤合益心通络方加减，并嘱其艾叶灸灸膏肓穴。随后经过两个多月的中医药调理，患者现在已摆脱了空调的束缚，经常外出给儿女买菜、接送孙子。

中医常说"阳虚则寒，寒主收引"，患者素体阳虚，少阴心肾之阳不能温煦，阴寒直中心脉，寒气凝结收引则遇冷心胸寒凝，血管痉挛引发胸闷如窒。患者病久年老，五脏虚损、阳气亏虚，故用艾灸膏肓穴，如《千金方》："膏肓俞无不治，主羸瘦虚损……"

例3 一身穿两季的"怪人"

清明刚刚过去，我在门诊便迎来了一位"怪人"。只见一位中年人上身穿着单衣，下身却穿着厚厚的棉皮裤。迎着周围奇异的眼神，患者不好意思地低头坐在诊桌前开始述说，原来患者年轻时有一年下大雨，当时住的还是农村的平房，因为院内下水道堵住了，不久积水便有一米多深，直接灌入屋内，而雨并没有停下来的意思。没办法，患者只得下水通排水道，这一通就是个把小时，等把水排空后患者就感觉双下肢冰冷麻木，良久才恢复正常感觉。仗着年轻体壮患者并没在意，谁知在往后的冬天患者都会有下肢冷痛，并随着年龄增长症状加重，变天前便开始出现膝关节酸痛甚至上至大腿根。这不清明节天气突变冷，患者症状加重，在家养病过了个节日，看到同事们晒出的清明踏青游玩的图片也只有羡慕的份儿。

观其舌体偏瘦,舌质红苔白腻,再细问得知患者平时爱食酒肉,且经常熬夜,虽然双下肢怕冷但不敢食辛辣之物,否则定出现咽痛头疼等上火症状。患者并不是真正的阳虚,而是上热下寒,体内痰湿非常重,虚实夹杂,患者平素熬夜损伤肝肾之阴,又饮食酒肉,痰湿之邪内生,肝肾不足易引邪而入,痰湿停滞于经脉,阻滞气机,妨碍血行。阻遏阳气,无法正常运行,故而下肢冷痛酸麻。仔细辨证,根据《黄帝内经·素问》"寒者热之,虚者补之"给以独活寄生汤加减,同时温针灸双下肢并艾箱灸治疗,以达到补肝肾、强筋骨、温通经脉、祛寒湿,标本兼治,虚实同调的目的。经过月余的治疗患者现在已能脱去厚厚的棉皮裤,迫不及待地携家人踏青晒浪漫幸福图了。

例4　家有美妻却是"冷血动物"

在门诊坐诊期间能经常接触各式各样的患者,但下面讲的却是一位特殊的病人。早上刚开始坐诊,就有一位美女走了进来,黑白搭配的服饰更加衬托出这位美女亭亭玉立的身材。轮到她就诊时她却迟迟不肯坐下,细问之下才得知她怕冷,就连木质的凳子都不敢坐。恰巧这位美女的爱人拿着个棉垫走了进来,垫好垫子这位美女才缓缓坐下讲诉病情。原来这位患者从小就怕冷,不敢饮冷,也不敢碰凉水,不仅如此还影响到了情志,无论对人还是对事都没有激情,渐渐地同学同事就送给她一个"冷美人"的称号。说到这儿,她的爱人接过话,在他看来更像是"冷血动物"。婚后一年来,他发现美丽的爱妻身体捂都捂不热,生活的中心就一个字——"冷"。为此丈夫还自编诗一首:家有美妻身心凉,触之寒冷如雪霜。怎奈暖男百般捂,不能温化美娇娘。

四诊合参,我处以小建中汤合四逆汤加减,并嘱其多食羊肉汤,睡前艾叶泡脚。经过月余的调理,患者脸上一扫往日的冷漠,而是充满热情地与人打招呼,外出再也不用带垫子了。最后她的爱人还专门到门诊送诗一首:中医大夫开妙方,春暖万物化寒霜。无奈暖男百般捂,热量难敌四逆汤。

从上面的例子中我们对阳虚体质有了初步的了解,阳虚体质也是一种很常见的体质类型,女性朋友这种体质不少。阳虚体质首先表现为一个字,就是"冷"。阳虚就是体内的阳气不够了,四肢是凉的,小腹是凉的,吃点儿冷的瓜果蔬菜就拉肚子,夏天到了不敢吹空调、扇电扇,照样穿着长衣长裤。

阳虚的人,最喜欢向阳的明亮的地方,喜欢晴天。如果你不喜欢吃冷的,不喜欢冷水,不喜欢吃水果,身体还老是怕冷,那肯定与阳虚有关。我们中医鉴定一个人是真阳虚还是假阳虚,就看你喜欢不喜欢喝水,喝水是喝热的还是凉的,只要你阳气不足,一定不喜欢喝水,因为体内太寒,不能把喝进去的水化掉,这边喝,那边就去卫生间了;因为体内寒,喝热饮可以暖暖脏腑。

阳虚体质常表现为形体肥胖,畏寒怕冷,腰背为著,性格多沉静内向,精神萎靡,毛发易落,大便多溏,小便清长。此体质者易患痰饮、肿胀、泄泻、阳痿、惊悸等病证。

2. 阳虚体质的成因

一个人怎么会阳虚呢? 一是因为先天的元气、真阳不够,换句话说,是父母遗传给我们的不够。这一点我自己很有感触,我小时候,体质特不好,一直到二十多岁结婚生孩子,身体都一直很差。后来我发现,自己的孩子出生后也同样是阳虚体质。

大家想一下,如果妈妈的胞宫是一个寒冷的环境,那孩子在妈妈的子宫里待十个月,体质怎么能好呢? 这就是先天禀赋不足。

我在临床中发现,很多女性不能怀孕,也跟阳虚有关。当这个女性属阳虚体质的时候,她的子宫是一个寒冷的环境。如果子宫过寒的话,就跟大自然的寒冷时节差不多,天寒地冻,万物不生。我不是专门的妇科大夫,但是通过调理女性的阳虚体质,也让很多女性如愿以偿地当上了妈妈。人跟自然一样,道理都是相通的。

除了先天原因造成的阳虚体质外,也有很多人本来身体很好,但是没有注意而慢慢变成了阳虚体质。比如说,秋冬天,爱美的女孩子还穿着裙子,男孩穿着短裤,谓之"酷"。大家在显示自己美丽与矫健的时候外寒侵袭体内,把整个气血全都带凉了,导致阳虚体质的产生。

还有就是吃冷饮,久而久之,败了脾胃,寒从中生。

总之,阳虚体质者多元阳不足。可由于先天禀赋不足,如属父母年老体衰晚年得子,或由于母体妊娠调养失当,元气不充;或因后天失调,喂养不当,营养缺乏;或中年以后劳倦内伤,房事不节,渐到年老阳衰,诸虚及肾等。

3.阳虚体质调养方案

（1）阳虚体质日常保养方案

1）阳虚体质的人要记住，永远比别人多穿件衣服：阳虚的人怎么保健呢？中医有一句话叫寒者热之，热者寒之，您记住了，要永远比别人多穿一件衣服。人家穿短袖，你就不要穿短袖；人家穿半袖，你就穿长衣。人家穿单裤，你穿秋裤，多加一层。

我对治疗阳虚，还是蛮有感触的。我的一个病人前一段来找我看病，什么病呢？产后受凉。女人生完孩子以后，气、血、阴、阳都虚，俗话说"产前一盆火，产后一盆冰"就是这个道理。这个女病号产后不注意，吹了一晚上的空调，结果此后的五年里，下半身一直都是凉的。当时我给她用的是当归四逆汤，也是温补气血的，补阳气的，加了点儿附子、干姜，附子和干姜都是补阳气的。用这个方子补了两个月，总算把阳虚的体质调过来了。

2）阳虚拉肚子，姜汤要坚持喝：阳虚的人，拉肚子的还比较多。我丈夫单位有个同事，就是一个阳虚体质，他虚到从来不敢沾冷水。他说，自己只要在水管前用冷水冲一下手，这边冲完，那边就得拉肚子。平时只要饮食或生活上稍不注意，就吃什么拉什么，什么都消化不了，跟个直肠子似的，生冷的东西更是一点也不敢吃。我告诉他的方法很简单，药补不如食补啊，每天坚持用干姜熬水喝。熬姜汤的时候，加两枚大枣更好。另外，平时可以用艾条灸一灸中脘穴、

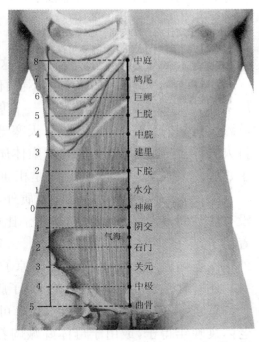

足三里穴、关元穴，每日 1 次，每次灸 15～30 分钟。中脘穴也很好找，就是胸骨下端与肚脐连线的中点，如上图：

3) 小小电暖宝,妙用真不少。我曾经写了一篇博文叫作《小小电暖宝,妙用真不少》。按理说艾灸是最好的,因为艾灸可以温五脏六腑,我们中医说,针之不能的话,就开始用药;药之不得的话,就开始用灸,因为灸的穿透力很强,它能通达脏腑。但是,艾条灸很不方便,很多人一个人自己操作不了;第二个是现在房子装修都比较好,密闭也比较好,灸的时候满屋都是烟,比较麻烦。我告诉大家一个方法,把电暖宝插上电加热之后,它能有30分钟左右不冷,你在中午阳气最旺的时候,放在关元穴这个地方,来以阳补阳,效果也不错。不过,前面讲气虚体质时,因自己亲自尝试,有条件的还是用艾灸关元好,这里不再赘述。

4) 冬病外治的小方法。天冷了,漫长的冬季,对于怕冷兼有心脑血管疾病、肺系疾病的老年朋友,日子难挨。现在,教您几个简单易行的冬病外治小方法,大家不妨试试。

● 生附子27克、肉桂9克打粉撒在棉垫里当鞋垫。二药大辛大热,均可补火助阳,散寒止痛,温通经脉。其性善走,既可外达皮毛,又可入脏入腑。由于脚与地面接触,离心脏相对远,脚部还是足三阴经和足三阳经交接的场所,所以脚不寒则身不冷,脚寒则容易反射性引起心肺不适,加重原发病。

● 肉桂、丁香、吴茱萸各10克打粉,将适量放入肚脐内,外用伤湿止痛膏固定,一般2～3天换药一次,10天为一疗程,间隔3～5天再使用,从立冬用到翌年春分即可。上述药粉益火消阴,补肾助阳,暖脾胃散寒邪,加之肚脐为腹壁最后封闭场所,脐周血管丰富,是传统外治法最常用的穴位。现代研究表明脐疗具有"蝴蝶"效应,药量虽少,但其放大功效作用不容忽视,人体中焦脾胃温通,则气血升降出入自然顺达,对预防冬季怕冷性疾病不失是个好方法。

● 用纯棉衣衫浸泡鲜姜汁晾干贴皮肤穿,对冬季肺系疾病疗效好。因为干姜有温肺化痰的作用。

● 立冬时,用随身灸于午后灸关元穴,每次15～30分钟,连灸100天,预防脑血管疾病有良效。因为艾草能温通十二经脉,关元又为一身元气之所居,人体元气充沛,抵抗外邪能力增强,诸般邪气,难以入侵。

● 用艾叶10克每晚泡脚。一般一次半小时,泡到身体发热即可,不可汗出。中医认为人体是一个有机整体,任何部分都可是整体的反应和缩影,足部有人体各部分的投影,在睡前泡脚,可调整生物信息,改善各系统功能,促进循环,增强免疫力,预防疾病。

(2)阳虚体质饮食疗法

天冷了,平素体寒的朋友问我吃哪些食物比较好,除了平常炒菜佐以葱、姜、蒜和传统辛温大料类,下面介绍几种好吃的御寒食疗方。因为是御寒食疗,体质热的老上火的朋友就不要吃了,下不赘述。

1)要想身体好,栗子和核桃:栗子咸温无毒,色黄味甜,补脾益肾。《本草纲目》载陶弘景曰:"相传有人患腰脚弱,往栗树下食数升便能起行。"可见栗子补肾强腰的功效,但脾胃功能差的人千万不敢这样吃,因为栗子含有大量淀粉,少食补脾胃,多食则有碍消化,引起胃肠不适。我个人则是隔三岔五买些炒好的油栗子,视大小一次食 6～10 颗。休息一晚后,会感到腰脊强硬,脾胃舒畅,感到古人说的话真乃千古真理,经得起时间和历史的反复验证。核桃味甘,性温,有补肾助阳、强腰膝、温肺定喘、润肠通便的功效,但含有大量油脂,容易阻塞脾胃,所以一天吃 3～5 颗就行了,贵在坚持。上述两样佳品,晚饭前空腹吃补益作用更大。

2)什么好过冬,韭菜和洋葱:一位患者,下盘(腰以下)怕冷,小便频数,用韭菜根适量泡水喝了三个月,竟然痊愈了。韭菜辛甘温,有温补肝肾、壮阳固精的作用。韭菜的热量有多大,家庭主妇都知道,新鲜蔬菜类,韭菜最容易腐烂,不容易储藏,吃韭菜饺子较其他类馅饺子消化快,皆因为韭菜本身性热,能腐化自身,也能帮助腐化其他食物。韭菜炒禽蛋、韭菜炒虾仁都很好。

洋葱味甘、微辛、性温,入肝、脾、胃、肺经,具有温中通阳、理气和胃、发散风寒、提神健体、散瘀解毒和助消化的功效。我个人吃炒熟的洋葱,则感觉有吃医圣名方小建中汤的功效,感到脾胃温通舒畅,肠润气顺,身体轻盈。现代研究表明其有降血压、扩张血管、促进消化液分泌、降低血黏度、降糖等功效。哎呀,真是冬季食材大宝。

当然,食物虽好,不能过食,根据自身情况,吃得舒服就行。

3)咳喘不要愁,四仁禽蛋粥:白果仁 5 克、杏仁 5 克、核桃仁 10 克、葵花子仁 10 克研粉,每天早晨加生姜 3 片同鹌鹑蛋 3～5 个蒸羹或煮粥服下。白果、杏仁降气平喘;核桃仁补肾助阳,温肺定喘;葵花子性平,味甘,有补虚损消滞气之功效。又葵花子多聚太阳热能,当能补心肺之阳。上述四仁均为植物种子,富含油脂,都有润肠通便作用,又肺与大肠相表里,肠道通畅利于肺气布散;鹌鹑蛋味甘,温平,有益气、补五脏、强肝肾的作用。上方食疗,甘润可口,有温肺补肾、补诸虚、降气平喘的功效,食疗效缓效坚,坚持 3～6 个月,受益无穷。

4)羊蝎子汤:羊蝎子一具洗净放入炖锅,加水 2000～3000 毫升,加入花椒、生姜少量,根据火力煲 3～4 个小时,熬成浓汤。喝时可根据个人口感适当加入佐料,也可以用汤加米熬粥,用汤烩面疙瘩,内入蔬菜、盐、味精等调成个人喜欢的口感。此汤味甘性温,补益五脏精髓,滑利经脉,祛风化毒,补肾强腰,利中健胃,对脊梁骨发凉的朋友、手脚不温的朋友、寒性痛经的朋友、见冷气过敏的朋友有一定治疗作用。但外感期间禁用。由于此汤味甘性温,滑利经脉,补虚温中,建议早晨食用,以防晚上食用身体太热影响睡眠。如食汤期间自感温燥,可配合山药、芋头蒸熟同食。湿热体质、阴虚体质不用。

5)黑芝麻焦黄脆饼:面粉和黑芝麻适量,微加盐搅糊摊薄饼,以两面焦黄脆为度。中原有些地区八月十五有摊此饼的习俗,细想想,凡是能传下来的习俗都有它存在的合理性。秋季脾胃多虚弱,此饼焦黄香脆,经火烘烤,可暖土健脾化湿;又秋季多燥,黑芝麻补肝肾,润五脏,正好缓解焦黄饼之燥。一个黑芝麻焦黄脆饼,阴阳配伍,燥湿相济,脾肾双补,尽在生活中体现了。

6)阳虚的人平常吃什么:阳虚体质的人,平时可以多吃些温性的食物,补阳嘛。温性的食物如牛肉、羊肉、鸡肉、韭菜、核桃、板栗等。牛肉、羊肉、鸡肉可以交替吃,根据个人喜好和口感或炖或焖或炒,也可以佐适量的葱、姜、蒜或香辛料,一周不超过三次,王道无近功,食疗是个慢功夫。核桃和板栗不要吃太多,一天三五个就可以了,但是要坚持吃。到了秋冬天的时候,羊肉汤备受百姓喜好,清晨喝一碗热乎乎的羊肉汤,一天都温暖。但也不能天天喝,有些朋友喝得头上长热疮、口腔溃疡还不知道停。任何东西,吃得舒服就好,不要过量,就是白米饭吃多了也会把胃撑坏。还有一道膳食对女性血虚怕冷、经常长冻疮效果甚好,这就是医圣仲景食疗名方——当归生姜羊肉汤,用当归 20 克、生姜 30 克、羊肉500 克,把羊肉洗干净,放一块儿炖熟就可以了。

另外,我国传统冬至节有吃饺子的习惯,相传饺子也是医圣张仲景发明的。在东汉战乱时期,食不果腹,仲景看到家乡劳苦大众耳朵都冻坏了,于是买来羊肉、花椒、大葱剁碎,用面包成耳朵形状,分给大家。羊肉性热,花椒温中,大葱温阳散寒,吃完后大家自然不那么怕冷了,因此这习俗延续到现在。现在医学也认为这是一个好习俗,冬至是一年最寒的时候,及时给身体补充足够的热量,对于冬季御寒防冻有帮助。

(3)阳虚体质药物疗法

1)男人肾阳虚,金匮肾气丸和韭菜:生活中很多男士有小便清长的毛病,经常这边喝完水,那边就去卫生间,小便清长,这是肾阳不固,也就是肾阳虚,这时候可以持续吃上2个月的金匮肾气丸。其实,金匮肾气丸是六味地黄丸增加了桂枝、附子、牛膝和车前子所组成的。

另外,韭菜也很好,也是壮阳的佳品。我一个病人,他老是尿频,入夜加重,腰以下寒冷不适,后单纯用韭菜根泡水喝,每天从地里采来鲜品约50克洗净,用滚烫的开水浸泡后当茶饮,喝了3个月,尿频就没了,腰也不凉了。

2)阳虚病人的保命方——四逆汤:阳虚的人大多还不爱运动,像个懒虫似的。其实不是他们不愿意运动,而是他们没有足够的阳气去运动。青少年为什么比老年人更爱运动?原因很简单,体内的阳气旺盛,通过运动可以疏散一部分阳气。而阳虚的人得保存阳气,不运动、蜷缩在一起,这样阳气更容易聚集在一起,性格也比较内向、不活泼,面部表情也比较呆板,大便稀,小便清长。对付这类病人,我用的最多的就是调补元阳。中医里面有一味汤药叫四逆汤,是医圣张仲景的,方子很简单,效果很卓著。它就是附子、干姜、炙甘草,就是这么三味药,但是在体内可以产生无穷的热力,特别是四肢不温的病人效果特别好。大家都知道,正常情况下咱们的四肢应该是温的,头脑是凉的。但是阳虚的人四肢是凉的,因为阳气不够,不能把气血鼓动到四肢末端。

我们人体的经脉,手三阴经是从胸部到手部,手三阳经是从手走到头部;足三阳经,从头到背部再到足部,足三阴经是从足到胸腹。当一个人的阳气不够时,阳气就从头走不到四肢了,所以四肢逆冷。方中附子大辛大热,最擅长补命门之火,入心、脾、肾经,温肾暖脾,壮阳祛寒;附子起效虽快,但不持久;干姜温脾散寒,起效虽慢,但药力持久,因此,干姜与附子相配,则起效快捷,药力强劲而持久;炙甘草益气调中,配伍附子,既可振奋心肾之阳,又可缓姜附燥烈辛散之性,全方药简意赅,所以临床多用于四肢厥冷、畏寒蜷卧、神疲欲寐、呕吐腹疼、下利清谷、口淡、舌淡苔白黄等症。正是四逆汤具有强大的温热作用,可以鼓动阳气运行,气行则血行,当气血能达到全身的时候,手脚冰冷的问题自然就解决了。

中成药附子理中丸含有本方，兼补气健脾，治疗脾肾胃肠虚寒、心冷背凉、行经少、腹冷痛疗效也很好，主要是服药方便、安全价廉。

3）补真阳效方——补坎益离丹：火神派鼻祖郑钦安，在《医法圆通》里创补坎益离丹，方药由附子、肉桂、蛤蚧、炙甘草、生姜组成，方中桂、附大辛大热，补肾中真阳，蛤蚧咸以补肾，肾得补而阳有所依，加姜、草调中，而中部乃人体气机上下之枢纽，所以肾中真阳能由中部温通输散全身，治疗一切阳虚怕冷症。本人经常用炮附子10克、肉桂10克、蛤蚧1个、生姜10克、炙甘草10克，10剂，机器煎药100毫升1包，每剂药煎2包，分早饭前、午饭前服用，治疗一切寒证，无不效验。有些患者因阳虚日久兼阴也不足，骤用阳药，而燥热难眠，可晚饭前加服六味地黄丸12粒，淡盐水送服即可。该方辛热之力非同一般，非真阳不足者勿用。大家也可用上药打成散剂，一次3～5克，早、午饭前服用，功效相对和缓。服到什么时候停止呢？感到口渴想喝水，浑身热乎就可以了。这就是中病即止，服过了，反至他病，例如牙龈肿痛出血，面部生疮，燥热心烦。

另外，有些朋友虚不受补，一补就上火，或者明明怕冷，喜欢喝热水，却咽喉牙龈肿痛，但肿而不红，吃祛火药，身体更寒；吃补药，肿痛加重。先贤郑氏还有一方，叫潜阳丹，由砂仁、附子、龟板、甘草组成，根据易理巧妙配方，补阳而阳不虚浮，使阳潜伏肾中形成元阳之势，但平时脾气不足，面色黄白，吃饭多了就食积，遇点冷就感冒腹泻的朋友使用时需要加上健脾药。

本人早年也有过类似情况，后学《伤寒论》，知道自己中焦之气虚寒薄弱，吃了几副小建中汤，后来就是天天吃辣子，也不再上火了。我用的方是：桂枝15克，白芍30克，炙甘草10克，党参15克，黄芪15克，生姜10克，大枣3枚，该方建中阳而和阴，合服脾胃阴阳升降之性，所以名曰建中。可见寒性病上火还是脾胃功能太薄弱，不能降服内火而导致，生活中就有这样的例子，烧羊肉汤的老板晚上一定要用湿土盖到炉火上，以备第二天使用，要不第二天炉火就烧完了。当然，有时身体太寒了，把身体的一点微火反逼到外面了，出现了虚阳浮越于外的真寒假热象，怎样甄别？还是看你喜欢吃冷或吃热。

生活中还有些朋友遇冷就反复感冒，咳嗽或喘气，也可以用红参50克、蛤蚧2对泡中度白酒1斤，一周后，于早、晚饭前各饮5毫升，防寒御寒效果甚好。

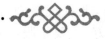

吕大夫温馨提示：

1.阳虚的人要动起来

有的病人跟我说，自己很怕冷，我会告诉他，这不是真正的怕冷，而是没有运动。中医讲"静则寒生，动则阳生"。阳虚的朋友在春、夏、秋季可以早晨起来慢跑20～30分钟。适当运动会促进血液循环，加速新陈代谢，增强食欲。脾胃为后天之本，热量从哪里来？当然是吃来的，凡是精力充沛的人一定脾胃功能好。另外，运动本身，动能也能转变成热能。当然，运动的时候有个度，那就是微微出汗最好。冬季大家在室外运动时要注意保暖，最好等太阳出来再运动，大雾、大风、雨雪天勿外出。另外，冬季大家最好不要桑拿，冬季毛孔紧闭利于人体阳气的闭藏，一出汗，气就随汗泻出去了，而且一遇寒还容易感冒。

平时还可以多抖动身体，至于如何抖动，就是怎么方便怎么来，坐着、站着或者聊天时，晃动或抖动胳膊，或头项、腿，全身心放松，使全身上下肌肉震颤，无欲无求，身心合一。

2.四肢不温为哪般，电暖宝方便又安全

"吕大夫，这个方法还真不错，你看，手热乎乎的。"张阿姨伸出手来让我感受一下温度。张阿姨，今年64岁了，平素手脚冰凉，怕冷喜热，最遗憾的是，打年轻时没穿过短袖、裙子，让她吃点鼓舞气血的温性药物吧，她说自己的胃最见不得中药，一到口里就想吐。那每天到医院做艾箱灸补补阳气如何呢？又嫌路远麻烦。

她跟我说："吕大夫，你就不能再想个简单的、能在家里操作的方法？"想了想，我就叫她去超市买个中号电暖宝，嘱其每天午睡时放到关元穴上，既不耽误睡觉，也没有烟熏味，坚持一年看看。于是就出现了刚才那一幕。

立冬已至，天气渐渐寒冷，越来越多的朋友感到四肢不温，手脚冰冷，晚上被窝暖不热。最近有许多朋友电话求助我这些问题。"吕大夫，有招没？""买电暖宝吧！于午睡时，放关元穴处，晚睡时用两脚抱着它，置涌泉穴处，过段日子就好了。"我笑着回答。

关于四肢不温、手脚冰冷，在中医里称厥证，其特征为手足逆冷，它不是单独的疾病，而是出现多种疾病过程中的一种症候。导致手足厥冷的原因尽管很多，但主要是人体阴阳之气失去了平衡，不能相互贯通所致。因人体三阴经和三阳经在四肢末端交接，阴阳经相互贯通则四肢温和；不相顺接，则四肢厥冷。当人体阳气不足，血不能被气推动到四肢末端，则出现寒厥；当人体热极，阳盛于里，逼阴于外，出现阴阳离决的真热假寒证时也会出现四肢逆冷，如常见发高热的孩子手脚冰凉，此类手脚寒冷之人，一般都有先热而后肢冷的病史。

　　还有一种四肢冰冷的人是由于血虚感寒所致，这类人平时就较怕冷，面色㿠白，口唇色淡。"血为气之母"，由于血虚，血薄气少，抗邪无力，易感外界寒气，寒凝经脉，气血运行不畅，四肢失去温养而出现四肢逆冷，此类朋友除了怕冷外，冬天还易生冻疮，医家常用当归四逆汤治疗，自己也可以吃一种中成药"十全大补丸"来温补气血。临床上还有其他情况致四肢厥冷证。如体内有瘀血，痰饮，食积阻遏气机，都可导致经气运行不利，致阴阳经不能顺接而出现四肢逆冷。他们除了四肢逆冷不温外，也还有其他相关的兼证。如食积致厥者当有腹满而烦，不想吃饭等证。

　　人体好比一棵树，天冷了，阳气不能鼓舞汁液到达树枝末端，于是便叶黄凋落，这是常理。但如果树干被虫蛀了，树枝被风折了，或树皮被动物咬了，树叶也会枯萎，这时就需要医生专门治疗。今天要说的主要是肢冷的常规类型，当然还可配合附子理中丸吃，照说明服用即可。另外还有一种类型的朋友，身体本身并无寒，而因运动过少致闲坐寒生，在办公室坐久了不运动，就会感到寒冷，而适当动动，四肢就热了。这样的朋友不用吃药，每天上下午各运动半小时就可以了。

　　说了半天阳虚肢冷，但许多朋友仍不明白什么算是阳虚，最简单的判断方法就是喝水吃饭喜热，经常见人拿刚烧开的水喝，这就是阳虚；其次是喜穿厚衣，老想近火，四肢不温。中医诊脉多见脉沉，舌淡，苔白，如果具有这些症状，最适合用温补的方法了。中医看病许多道理就在我们身边,当感觉冷了就用热的方法,不管是热性药物、热性饮食、物理性热疗,只要是热的办法,用着舒服就对症了。

为何要把电暖宝放到关元穴呢?

关元穴穴义,"关"即关键,重要,穴居丹田,"元气"所藏之处,故名关元。有培元固本、补益下焦的作用,于中午阳气最旺时,补关元阳气,可达到同气相求、事半功倍的效果。

两脚抱着电暖宝睡觉有何用意呢?因为足少阴肾经由足底到咽喉,沿途支脉与身体多脏器直接相连,且足底又有身体各器官的反射区,还有重要穴位——涌泉穴。该穴温灸有回阳救逆的作用。现代医学研究表明,温灸涌泉穴对温通血脉、促进血运有很大帮助,相当于人体第二心脏。要不咱老百姓都说"脚冷全身冷,脚不冷全身不冷"。记得冬天上学时没暖气,只要一下课,同学们都会跺脚取暖,也是这个道理。

电暖宝虽然是一种现代产物,但它小巧玲珑,充电方便,使用安全干净,便于携带操作,因此,我常建议许多嫌做艾灸麻烦的朋友在家用电暖宝做理疗,功效也不错。它发热的时间可持续30~60分钟,正好与中医热敷的时间一致。每天晚上临睡前,把电暖宝放在固定的穴位上,就可以在睡梦中把病治好。当然,如果必要的话,还是要配合药物等其他的方法。

阴虚体质养生

1. 阴虚体质的表现

例1　我家小儿爱吃盐

绝大多数小孩子都喜欢吃糖，可你们听说过有的孩子特别喜欢吃盐吗？前段时间门诊上来了这样一对母子，一位年轻的妈妈拉着儿子走进诊室，我微笑着说："是谁看病呀？"妈妈说："给儿子看。"我一看这小孩五六岁的样子，头发不太好，精神头儿可好了，还冲我笑笑。他妈妈抱着他坐在凳子上，他就开始玩桌子上的切脉垫，扔来扔去，一会儿又拿起了我的笔开始玩，毫无到医院畏惧之感。妈妈见孩子这样，严厉地说："乖，你再乱拿东西，一会儿要在屁股上打针哦！"他压根没把妈妈的话当回事儿，继续玩，我和他妈妈相视一笑。这时候他妈妈就开始说了："人家的孩子喜欢吃糖，妈妈们都担心孩子吃糖多了把牙吃黑了，我倒是不担心，因为我家孩子喜欢吃盐，你说这奇怪不奇怪？他晚上经常偷偷跑到厨房吃盐，我也在观察，都好长时间了。"我说："他是不是还比较多动？"她说："对，他都没停下来过，不是摸摸这就是玩玩那，每天带他都很累。对了，他先天还有点听力障碍，我们也是看了好多地方，说缺这缺那，最后也没给我们治好。又在北京找了个医生调理了一段时间，疗效也不怎么样，这到底是怎么回事儿呀？"我给孩子把了把脉，脉象是弦的，然后又看了看舌头，舌质红、少苔，问大便还很干。综合他妈妈说的各种症状及舌脉，诊断为肾阴虚。《黄帝内经》中五味与五脏的关系中，有咸入肾，咸生肾，盐是咸的，他爱吃盐说明他体内有这样的生理需求。另一方面，晚上是人体阴精濡养脏腑的时候，他在这个时候爱吃盐，也是他肾阴不足的体现。但若长期嗜好某种性味的食物，就会导致该脏脏气偏盛，机能活动失调而发生多种病变，导致阴阳更加失衡。先天听力有障碍提示他先天之阴精不足。《黄帝内经》说肾藏精为先天之本，开窍于耳，先天之精禀受于父母的生殖之精，若有不足则会导致生长发育迟缓、听力障碍等一系列疾病。肾阴为一身阴气之源，有宁静益智等作用，肾阴不足则致脏腑机能虚性亢奋而又躁动之证，阴虚，生内热，表现在他身上是舌质红少苔、便干等。总的来说孩子是阴虚，治疗上要滋阴补肾，主要是服用六味地黄丸，饮食上注意荤素搭配适当，多吃黑米、黑豆、黑木耳、黑芝麻、海带等黑色入肾食品和性质偏凉的食物，少吃辛辣油炸之品，而且体质调理又非一日之功，希望妈妈能够坚持。

例2　老年人干燥综合征

下面我们共同来了解一个与老年人密切相关的多发病——干燥综合征。为什么会有那么多人得这种病呢？第一，人到中年，阴气自半，中老年人大多都已气阴两虚，尤其是肝、脾、肾三脏，肝藏血，肾藏精，由于久久操劳，耗精伤血，加之脾胃运化食物功能降低，精血生成不足，脏腑官窍就会失去阴精的滋养濡润，出现口、眼、鼻、咽喉、皮肤、外阴干燥不适。由于秋季燥邪当令，上述干燥症状表现尤为明显。有些严重的同志甚至胃肠燥结，出现小便短赤，大便秘结。因燥致躁，有些同志夜间难以入睡，索性看电视消磨时光，反而翌日各项干燥症状加重。这类同志从体形上多偏瘦，肤色偏黑，为人精干利落；女性月经量少，时月经错后，绝经期提前；其他的尚有舌瘦小有裂纹或舌质红少苔，脉细数。干燥综合征不是某个脏腑的单纯病变，而是全身津液的亏损，治疗上要从整体进行辨证论治，在滋阴润燥的基础上通调五脏三焦，包括润肺、健脾、疏肝、补肝肾之阴、活血化瘀等。在日常调护方面，滋养肝肾的食疗方有山药枸杞红枣粥、猪皮汤、海藻汤、百合银耳粥、秋梨膏等。另一方面要养成良好的生活习惯，静坐早睡，心情舒畅，尽量不吃辛辣、过于油腻和不易消化的食物。

从上面的例子中我们对阴虚体质的人有了些初步的了解。如果说阳虚的人像月亮一样，那阴虚的人就像个小太阳，这类人平时多体形瘦长，有手脚心发热、口干、咽干、怕热、心烦、面色潮红等症状。性格上面还容易急躁、易怒、失眠、多梦。阴虚体质者多真阴不足。其成因与先天本弱，后天久病、失血、积劳伤阴有关。

2. 阴虚体质的成因

例

我记得有一年十一期间，我是6号、7号值班，来了4个女病人，都才刚过40岁却突然不来月经了。从大环境上讲，秋季主燥，燥邪当令的时候就会对人体的阴液造成进一步的伤害。如果再加上工作上那些让人上火的事儿，就容易导致闭经。我在给这几位女性诊脉的时候，发现均为肾脉微弱，真阴不足。我说赶快调整吧，否则就可能面临40岁绝经的问题。她们听了花容失色，说才40岁怎么就面临绝经呢？我告诉她们甭说40岁，现在的高科技造就了很多35岁绝经的病人，多为IT行业的精英，她们几乎都是夜猫子。夜晚是干吗的？主睡觉啊，主休养生息啊，肾者主水，受五脏六腑之精而藏之，只有五脏六腑精气充沛，才有多余的精气给肾储存，可您不但不储存，还把老本拿出来用，把肾中真阴都掏干，能不绝经吗？

我见过很多网虫，左手边放一个方便面、饼干盒子，右手边放着可乐瓶子，有时候一天都不好好吃饭，晚上需要补阴的时候反而在耗阴津，怎么能不阴虚呢？

另外，我还发现一个有趣的现象，有些孩子的多动症，也跟阴虚有关。中医讲，"阴在内，阳之守也；阳在外，阴之使也"，意思是说，阴和阳是相互依存的。阴代表物质，阳代表功能，物质居于体内，所以说"阴在内"；功能表现于外，所以说"阳在外"。另外，从阴阳划分，外属阳，内属阴。机体在外的功能（阳），是其内在物质（阴）的运动表现，故说阳为阴之使。内在的精气血是产生机能活动的物质基础，故说阴为阳之守。如果阳气老是在外面，阴不能拽住阳，为阳服务，这时候就会表现为阴虚。

我曾经调治过一个从香港回来的小女孩儿，十几岁。我一看她，舌尖红，舌体瘦小。她说自己睡不着觉、心情烦躁、多梦。我问她饮食起居是否规律，她说自己的爱好就是跳舞，晚上经常去迪厅玩儿，一跳一般就两三个小时，跳到全身大汗淋漓，激情满怀。我说晚上运动量那么大，那么有激情，回来怎么能睡着呢？

她说，自己想着不是睡不着嘛，锻炼了之后，疲劳了就容易睡着了。

我听了之后笑了,这个病号的阴液本身就亏虚,该养的时候却要去耗,这不正好相反吗?要养阴,肾主水,在一日四季(早晨为春,中午为夏,下午属秋,夜晚属冬)中,夜晚对应的是肾,是补肾的最佳时候,白天主动,夜晚主静,是自然规律。晚上去过度锻炼,把阴液都给消耗掉,病情自然会加重。所以,最重要的是要改变运动时间,早晨出去,打个太极,养个气,养个神,然后舌抵上腭,让唾液(被中医称为"金津玉液")充分被机体吸收,这样才能起到滋补阴津的作用。晚上就回家好好睡觉,白天运动足了,夜间自然睡眠好。

3. 阴虚体质调养方案

(1)阳虚体质成药方

1)大补阴丸:有一味中成药叫大补阴丸,滋阴降火效果特别好,主要就是治疗阴虚火旺证。比如说身上发热、爱出虚汗、遗精、心烦、易怒、舌红少苔、经常口渴口干等。当然,阴虚的时候还可以吃点百合、梨、蜂蜜等。

2)六味地黄丸和逍遥丸:说起补阴药,想到中医药普及最好的两种药——六味地黄丸和逍遥丸,因为我了解的人群中男人都知道六味,女人都知道逍遥。六味地黄丸真是老祖宗留给咱的好东西,但是,好东西得吃对。六味地黄丸就是调理阴虚火旺的,有些人明明是阳虚,当然越吃身体越差了。如果您属于阴虚火旺的话,比如说经常感到潮热、盗汗、五心烦热、失眠不寐、牙齿松、足跟痛,还有的人头在响,或者是耳鸣、腰膝酸软,也有的人腰疼,但也不是疼得很厉害,就是一劳累,就酸酸的,隐隐地感觉从里面不舒服,就可以吃一段时间的六味地黄丸。如果用淡盐水送服的话,效果会更好。咸味入肾嘛,用盐当药引子,它就自然而然地把药引到肾里面了。

该方出自《小儿药证直诀》,原为幼科补肾专药,补中有泻,药性平和,为滋补肾阴基本方,我也经常用其治疗小儿多动、注意力不集中和膝关节、肘关节过伸,家长就问我,怎么小孩也用?不是中老年补肾的吗?

大家在买六味地黄丸时还有很多内方,都可以治阴虚。如果阴虚火旺的话,烦躁得受不了,尿痛梦遗,骨蒸热,还口渴咽干,可以吃知柏地黄丸。如果你觉得咳嗽吐血,虚烦劳热,声音干嘶干哑,可以吃麦味地黄丸,它就是六味地黄丸加麦冬和五味子。如果属眼花、眼睛干涩、目视不明、视物不清,可以吃杞菊地黄丸,因为枸杞子和菊花有明目的作用。如果咳嗽喘气、尿遗,自感吸气无力,可用七味都气丸,就是六味地黄丸加五味子补肾纳气治疗虚喘症。如果中老年精血亏虚,感到脑髓不足,腰腿酸软不能站立,舌红无苔,就用左归丸,纯补无泻。如果下半身形寒肢冷,脚痛足软,腰膝酸痛,小便无力,频数,入夜尤甚,可以用桂附地黄丸,用的是六味地黄丸加肉桂和附子。

(2)阴虚体质食疗方

1)猪龙骨炖山药:我给大家推荐一道食疗方,猪龙骨炖山药,就是猪的脊椎骨炖山药,因为山药补肺及肾,猪的龙骨里面含有脊髓,脊髓都是精华。这道食疗方的做法也很简单,把山药去皮洗干净,切成厚片或滚刀块备用。注意山药会生锈,预先准备好一定要浸在水里,最好是切好马上下锅。先把水烧开,放入焯过水的猪龙骨,再放姜片和葱段,开大火煮10分钟,去沫,换文火煮半小时,再放入山药一起煮,至肉和山药酥烂起锅就可以了。

2)阴虚体质的朋友,可用玉竹、石斛、枸杞、黄精泡茶:这几味药甘润可口,生津益胃润肺补肾,性情平和,用作药茶,可每味各5克,加生姜3片用沸水泡开当茶饮,治疗言多咽喉干燥,小儿阴虚食少,鼻眼干涩,声音沙哑,胃热口渴,脑力不足,心中虚烦,白发脱发等阴液不足导致的病症。记住啊,一定要放生姜,在诸阴药里加入阳药,有阴得阳助而源泉不绝之妙。

3)阴虚肠燥便闭,可用梨煮粥:这是我家秋季家人阴虚肠燥配的早餐,效果真不错,说给大家一同分享。

早晨起床,家人都在诉口、鼻、眼干燥,也难怪,都10月中旬了,这两天最高温度还二十四五度,秋季本来就燥,你看看天高云淡就知道大气里的水分了。于是决定把早餐改为鸭梨萝卜蜂蜜汤,微咸小鸭蛋,蔬菜包子,本人是喝了500毫升汤,食鸭蛋1个,包子1个,结果是一整天口中生津,神清气爽,我也没想到有这么好的效果,下面推荐给大家。

三人餐:梨1斤,不管青梨红梨,买当地秋天成熟的就行,青皮萝卜1个,约250克,洗净切块,同入锅中,加冷水2000毫升,大火烧开,小火慢炖20分钟,加蜂蜜10~20毫升化开,冷热随个人喜好饮用。

《本草纲目》载:"梨甘,微酸,寒,无毒。多食令人寒中萎困。因其酸甘,可滋阴生津润燥,因其甘寒,能清热除烦,因此,除秋季润燥外,还可用于口渴失音、目赤肿痛、牙龈肿痛出血,解疮毒、酒毒。""萝卜性平,味辛、甘,入脾、胃经,因其辛甘,能行气消食化积,益脾和胃,促进饮食物吸收,缓解梨和蜂蜜之甘腻。蜂蜜甘平,最善补气润燥、滋阴通便。"鸭蛋味甘、咸,性凉,入肺、脾经,有补虚劳、滋阴养血、润肺美肤的功效。纵观诸食物性能,难怪一天口舌生津,神清气爽。饮食身心舒畅为度,不可过食。上述早餐,脾胃虚寒、大便溏泄、畏寒怕冷者不食。

4)清心安神,莲子百合煲瘦肉:用莲子(去心)20 克、百合 20 克、猪瘦肉 100 克,加水适量同煲,肉熟烂后用盐调味食用,每日 1 次。有清心润肺、益气安神之功效。适用于阴虚体质,如干咳、失眠、心烦、心悸等症者。

5)润燥补肺,蜂蜜蒸百合:将百合 120 克,蜂蜜 30 克,拌和均匀,蒸令其熟软。时含数片,后嚼食。本药膳功能是补肺、润燥、清热,适用于肺热烦闷,或燥热咳嗽、咽喉干痛等症。(糖尿病患者勿用)

另外,阴虚的朋友,猪肉炖海带最适合,西芹炒百合也不错,四季蔬菜要多食,少吃牛肉、羊肉、鱼肉和鸡肉,不食韭菜、辣椒、葵花子等性温燥烈之品。

(3)阴虚体质要学学深吸气

在运动方面,一个人阴虚之后,他体内的阳就多了。阳多了之后,就老想动,静能制动。所以,阴虚的时候要少运动,要会静养,我觉得打坐、瑜伽都挺好,尤其是打坐深吸气。深吸气的时候,舌顶上腭进行深吸气,每天不用时间太久,十几分钟到半小时就足够了。

(4)阴虚体质日常活动注意事项

起居应有规律,居住环境宜安静,避免熬夜、剧烈运动和在高温酷暑下工作。适合做有氧运动,可选择太极拳、太极剑、气功等动静结合的传统健身项目。锻炼时要控制出汗量,及时补充水分。不宜洗桑拿。适合住阴面、北面的房子,房间里可放些水生植物,保持空气润泽。

4. 阴虚的分类及调养方法

(1)胃阴虚,请用麦冬泡水喝

如果你经常感觉自己口干唇燥、干呕、吃饭少、吃完饭后心里难受、大便干,那可能就是有胃热或胃火了。为什么有胃火?因为胃的阴液不足。这时候的证候就叫胃阴虚,或者说胃阴不足。麦冬很适合养胃阴。很多人应该都见过麦冬,只不过叫不上名罢了。像平时在公园里、路边的花坛里见的长得有点儿像韭菜、叶是扁扁的、四季常青的,那就是麦冬。它的根泡水喝,滋胃阴作用很强。当然,要是用麦冬泡水喝的话,到药店里买点就成了,可别到公园里乱拔。第一,不环保;第二,没经过炮制效果也不好。

(2)肾阴虚,就用山茱萸

在河南南阳有一种特产叫作山茱萸,我到那里去参观过,花开起来非常漂亮,尤其是大面积种植的时候。山茱萸有补肝肾的作用,可以养阴止汗,滋补肾阴,而且还可以治疗神经衰弱,像那些经常用脑子的记者、大老板、学生等,都可以用山茱萸泡水喝。另外,咱们通常所说的黑五类,即黑芝麻、黑豆、海带、紫菜、黑米,都可以补肾。大凡黑色的多有补肾的功效,最典型的是地黄。另外在味道上面,咸味的也入肾。如果肾阴虚的话,可以在平常的饮食中有所偏重。

(3)肺阴虚,甘蔗放火上烤热吃

冬天快来临的时候,甘蔗上市了,这个时候,天气正干燥,很多人会干咳、痰少、咽干、口燥、手足心热、盗汗、便秘,这多属于肺阴虚。如果你不太喜欢凉的话,就把甘蔗放火上烤热,然后吃起来又甜,润肺阴效果又好。不用多吃,甘蔗不是分节吗?每天晚上吃两三节,这样咽干口燥就会缓解。另外,还可以多吃些白木耳,白色入肺嘛。

(4)心阴虚,黄精炖猪肉

心阴虚的患者多见心悸怔忡,失眠多梦或有眩晕,健忘,面色苍白或萎黄,口唇爪甲色淡,又或有潮热盗汗、五心烦热、颧红、咽干等。可用滋补心阴的药膳——黄精炖猪肉来调养。

黄精炖猪肉具有补心阴、润肺燥的功效。极适用于阴虚体质的调养,以及心脾两虚、阴血不足所致的食少或失眠的患者。原料:黄精50克,瘦猪肉200克,葱、姜、料酒、食盐、味精各适量。制作方法:①将黄精、瘦猪肉洗净,分别切成长3厘米、宽1.5厘米的小块。②将黄精和瘦猪肉块放入砂锅内,加水适量,放入葱、生姜、食盐、料酒,隔水炖熟。当然了,我们讲究以脏补脏,也可以用西洋参10克、猪心1具、枣仁18克同炖,这样宁心安神效果也很好。

（5）肝阴虚，应避免熬夜

肝阴虚的患者多见眩晕耳鸣，胁痛目涩，五心烦热，潮热盗汗，口燥咽干，或手足蠕动，经闭经少等。肝阴虚的患者平时应注意规律作息，避免熬夜。饮食上多吃一些高蛋白食物、高维生素食物和一些高热量但易消化的食物。忌食辛辣刺激、油腻之品。保持心情舒畅也很关键。

另外，在这里我再给大家推荐一些食疗方：①乌梅饮。取乌梅10枚泡茶。取中药酸味入肝，酸甘化阴之意。果蔬两用西红柿也要常吃哟。②菊花粥。将菊花择净，放入锅中，加清水适量，水煎取汁，加大米煮粥，待熟时调入白糖，再煮一两沸即成，每日1～2剂，连续3～5天。③枸杞。生枸杞每天20～30克，当零食吃。

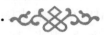

吕大夫温馨提示：

上面说了很多补阴的方法，但是再怎么补，都是小范围的慢慢补。我认为，无论是食补还是药补，都没有大自然补给你的作用力强大。白天属阳，夜里属阴，心肺属阳，肝肾属阴，春夏属阳，秋冬属阴，春夏养阳，秋冬养阴，而人体一切阴液都来源于肾中真阴和饮食物的精微物质，所以，补真阴什么时候最好？四季里是冬天，一日里是夜晚。在这个时候，早早地休息，让身体自然地放松。当我们在休养生息的时候，我们的细胞是放松的，细胞组成的器官也肯定是放松的，身体的各个气道也是放松的。这时候，气息在体内运行得就非常好，人体很多受损的、不足的地方，就容易修复。所以，我认为睡觉是最好的养五脏之阴之法。我经常跟大家强调睡眠，包括现在我自己也是这样做的，晚上九点钟到十点钟，我什么事情都不做，手机关机，我要睡觉了。我在想，我自己首先病倒了，后面很多病人的病我就看不了了。

爱己然后才能爱人嘛！

血瘀体质养生

1. 血瘀体质的表现

例1 为何丈夫走后出现这么多病

人生在世难免有不如意之事,我们应以乐观积极的态度去面对。前几天来了一个女病人,我看她面色暗黑,眼圈发青。她进来坐下后说:"医生,我一直睡眠不好,而且头痛,感觉胸口憋闷,上不来气儿,有时候胁肋部也会有针刺般疼痛。"我问她多久了,她说失眠已经十多年了。她说她原本有一个美满的家庭,新婚后很快与丈夫有一个女儿,但这幸福快乐的生活却被一个突如其来的噩耗打破了。丈夫被查出患有食管癌,而且没多久就过世了。虽然接受不了这个残酷的现实,但为了他们唯一的女儿,她必须坚强。这些年她一个人带孩子,经常遇到各种难题,再加上思念丈夫,饮食睡眠都很差。

我看了她的舌头,舌两边瘀暗发黑,口唇爪甲青紫,脉象涩。她就是由于长期心情郁闷、肝气不舒、气机郁滞导致的血瘀。我们知道血液的正常运行不仅需要气的推动和温煦作用,而且与心、脾、肝密切相关。气行则血行,气滞则血瘀。心主血脉,心气推动血液在脉中运行于全身。她伤心过度损伤了心气,使心气推动无力。肝主疏泄,调畅气机,她情志抑郁,影响肝疏泄的功能,使得肝郁气滞。久久气血瘀滞不行,就会出现皮肤晦暗。瘀血是血液运行失常的病理产物,瘀血形成之后无论其瘀滞于脉内还是流经于脉外,均可影响心肝等脏腑的机能,导致局部或全身的血液运行失常。瘀血阻滞于心,使气血运行不畅,则心痛胸闷;留滞于肝脏,使胁肋疼痛;阻滞于经脉,气血运行不利,形体官窍因脉络瘀阻,可见口唇爪甲青紫，皮肤瘀斑，脉涩不畅。而瘀血形成必然影响和加重气机郁滞，如此恶性循环，瘀血作为病理产物，失去对机体的滋润濡养作用，阻滞体内日久，严重影响气血运行，脏腑失于濡养，机能失常，势必影响新血的生成，从而出现肌肤甲错、毛发不荣等一系列症状。所以生活中不如意事十有八九，我们应该乐观地面对，这样才能有一个健康的身体。

例 2　车祸后，检查说脑子没出血，为何头痛这么多年

有一位 45 岁的男性患者，他的主要问题是头部针扎样的疼痛，伴眩晕，已经有十余年了。我问他之前头部有没有受过伤，他说有，但是好久之前了。大概 10 年前的一天，他跟同事吃饭的时候喝了点酒，饭后骑了个电动车去县城学校看他女儿，在回来的路上，跟一辆三轮摩托车相撞了，当时头部正好摔到地上，皮破了，出了点血，有点头晕，因为怕头内部有啥问题，就去医院做了头部 CT 检查，也没查出有什么毛病，就让人家摩托车车主走了，事情也就告一段落了。但谁料想，过了几天就开始头部隐隐针扎样疼痛，有时候还有点头晕，自觉情况不太严重，也不影响生活和工作，就没再治疗，一拖就是几年。近两年感觉有加重的趋势，就想着找中医来治疗。其实病根儿就是 10 年前那次车祸。

我给他把了脉，看了他的舌头。中医上认为凡是离经之血都是瘀血，它在体内长期不代谢，阻碍气血运行，而气血运行不畅，反过来又会加重血瘀血滞，从而越积越久，越积越多，而瘀血所致疼痛的特点，就是针刺样疼痛。气血长期运行不畅，则会导致眩晕。我们对于这种瘀阻性的病症，常规采用活血化瘀的治疗方法，方子是通窍活血汤加减。另外，这种病时间久了，再配上放血疗法，效果更好。我们选用的穴位是足少阴肾经然谷穴，因为此穴位处络脉丰富，且肾经和脑相通，能疏通头部瘀血。这个患者在我们这儿治疗了一段时间后就痊愈了。

在这里也要提醒朋友们，日常生活中，若出现跌打损伤之类的，要考虑到瘀血这一致病因素，很多顽固性疾病的根源皆在于此。

还有一位味觉丧失病例，也是因为车祸致头部外伤，治疗两年余，无效，寻医于我时，也是考虑血瘀脑络，窍闭而致味觉丧失，采用十井穴刺血和针刺方法，竟然一次而愈。现在市面上刺血拔罐治疗方法甚是风行，从另一方面论证血瘀体质患者确实不少。

例3 为何小儿总是叹息、心口疼

有这样一个孩子，据他妈妈所说他平时没事总爱叹息，而且还经常摸着他的小胸脯说那里疼。妈妈就奇怪了，你说这么个小不点儿，他有啥烦心事儿呀？还叹息，心口疼。

那天在门诊上我见到那个孩子的时候就觉得他和其他孩子不大一样，情绪有点失落。果然如她妈妈所说，过一小会儿他就长出一口气。我看了他的舌尖儿有瘀血。按理说小孩子天真无邪，不该出现这种状况，肯定有先天的影响。于是我就问他妈妈孕期是不是经常郁闷，她说好像是，因为那段时间身体上不太舒服，再加上家里各种事儿，她就情绪很差。显而易见，母子相连，这对孩子很不利啊。

妊娠是一个让人既喜且忧的生理过程，准妈妈保持健康的心态，关爱自己就是关爱孩子。对于孕妇，生活的方方面面都会影响腹中的胎儿，因此孕妇应注意生活中每个细小的环节，并耐心应对，才能生出一个健康的宝宝。要保持心情愉悦，多到户外做适量的运动，种种花养养草，看一些积极向上的书，听听音乐唱唱歌，找人聊聊天，别整天一个人闷在家里看电视电脑，尤其是一些惊恐电影，经常看这些东西，将来孩子睡觉的时候就容易惊醒或猛然抽一下，甚至出现癫痫。也不要看一些消极的书，这会影响孩子的人生观、价值观。该上班就去上班，只要不太累就行。与同事谈谈心，保持平和的心态，看淡一些人和事，不要与家人或朋友闹别扭，那样不仅容易动胎气，而且将来孩子的脾气可能也不好。另一方面就是注意孕期的营养和卫生。营养要均衡，保证优质蛋白、维生素等的摄入，少量多餐，不要过食也不要节食。体质较虚的人慎用补品，中医有虚不受补之说。避免营养过剩，这样不仅吸收不了，反而增加胃肠负担。避免光吃蔬菜水果少吃饭和为保持体形不哺乳等一些误区。由于我的许多患者三世同堂来看病，一伸出舌来满舌瘀暗或舌体有瘀血点的小患者还真不少呢。儿童是祖国的未来，母亲是儿女生长的坚实大地，只有大地风调雨顺，苗儿才能茁壮成长。

例4 气得肝疼

"医生我肝疼！"病人一进诊室门就激动地说。我问她怎么了？她说："我觉得浑身难受，这段时间天天生气。我儿子失恋了，每天闷闷不乐，我问他他也不理我。我们家就这一个孩子，从小娇生惯养，没经历过什么，这对他打击太大了，而且之前我和丈夫一直做生意，很少有时间去照顾他，更是很少了解他的想法,所以他一直不太与我们交流,感觉有点疏离。他性格比较孤僻,什么事都闷在心里,我要急死了,也不知道该怎么劝他。这段时间吧,生意上也不太好,竞争压力大,没有什么市场……"

看了她递给我的那些检查单子,了解到她平素有血脂血糖高,B超提示肝内血管瘤囊肿。这是由于长期郁闷,肝气郁结,郁而化火,使肝血循环障碍所致。肝主疏泄,调畅气机,能使人心情舒畅,既无亢奋也无抑郁,而血的正常运行依赖于气机的调畅。因为肝主疏泄,调畅气机,所以肝具有调畅情志的机能。肝气的疏泄功能正常,气血调和则心情舒畅,情志活动正常。若肝气疏泄失职,肝气郁结,可见心情抑郁,悲伤。若肝气郁而化火,肝气上逆,则见烦躁易怒,亢奋激动。故情志病,应着重调理肝气。

此外肝在志为怒,怒是人在情志激动时的一种情绪变化,由肝血肝气所化生,所以一般来说,怒,人人皆有,一定限度内的情绪发泄对于维持机体的生理平衡有着重要意义,但大怒时气机不畅,可导致肝气生发太过,表现为烦躁易怒、激动亢奋。郁怒不解可致肝气郁结,表现为心情抑郁。

再看看舌体,舌体两边出现瘀血点。我说:"我可以给你开一些疏肝理气活血的药物,但是最重要的还是你的自我调节。要学会控制自己的情绪,尽量不发怒,想开点,多大点儿事儿啊? 做生意不就赚赚赔赔吗? 还有啊,年轻人的事就由着他去吧,过段时间他自己就想通了,或者过来让中医帮忙开开窍,免得天天钻到牛角尖里。"

听说中医还能治孩子这病,她顿时释然了。当然了,回诊时,一家三口全来了。其实孩子也没有家长说的那么严重,全家共同调理了一段时间,思想打开了,又回到了全家和和美美、欢欢喜喜的从前。

从上面的例子中我们对血瘀体质有了初步的了解。

血液在血管内流动,就像水管里的水,水垢多了自然会堵住水管,继而水流不通。"不通则痛",所以血瘀体质的人最典型的症状就是疼痛,而且多是刺痛。由于微小血管堵塞,影响全身的营养吸收,所以血瘀患者多形体消瘦,面色晦暗或有钞票纹,面部暗紫色,痤疮或有结节,嘴唇颜色偏暗,鼻色常暗,发易脱落,红丝盘睛,肌肤甲错或瘀斑。在女性患者,小腿皮肤呈鱼鳞样改变,如果小腿内侧较明显,一般有痛经,或者月经开始几天和末尾几天颜色深暗成褐色,周期半月不等。另外,血瘀体质还容易心烦心悸,健忘时作,舌质多暗。血瘀体质的人舌头多有瘀点,舌底有迂曲甚至怒张的静脉,脉象多涩,易患眩晕、胸痹、中风、癥瘕病变,常有出血倾向。

2. 血瘀体质的成因

（1）遗传性

血瘀是可以遗传的,单位有一个女孩找我看病,舌头一伸出来,舌两旁明显是很黑很黑的瘀斑。我当时很奇怪,因为平时跟那个小姑娘相处,知道她整天蛮快乐、蛮开心的,怎么回事？她说,自己的妈妈舌头上也是这样子的,舌前面也有一大块的瘀斑。其实,我是想告诉大家,妈妈气血瘀滞不畅,会遗传给孩子,孩子也会有血瘀,所以,我经常对那些正处在妊娠期的准妈妈们说："为了孩子,一定要快乐地过好每一天。"因为胎儿和母子是脐带相连的,母子的气血是相通的,所以,我们不要把瘀滞的情绪传给孩子,而应该把快乐的、顺畅的情绪传给他们。

（2）外伤性

有很多血瘀的人与后天受到外伤有关。我经常见到有一些脑外伤的病人,经过手术治疗,脑外伤治愈了,病人的其他症状都没了,但是会出现一个血瘀体质,就是舌尖发瘀,晚上睡觉睡不着,烦躁不安,整个脸色看着也很暗,眼睛上面红血丝盘着。如果时间太长的话,这类人皮肤都像鱼鳞一样。还有一些人,不小心碰到胳膊、腿的时候,身上也会黑青黑青的,这也属于血瘀。有的人过上几天,血瘀就消失了。但也有些人几个月甚至几年都消不了。这与个人气血运行有关。

（3）情志致病

中医认为气为血之帅,气行则血行,所以有生气、压抑等坏情绪的时候,就会气滞,气滞就会出现血瘀。

（4）气血亏虚致病

还有很多老年人容易出现血瘀,因为老年人气少了,气少了之后血流就缓慢了,出现血瘀就再常见不过了。久病也会导致气滞血瘀,一则久病之人多情绪低落易气滞,二则久病之人耗气伤血均可致血瘀。

3. 血瘀体质调养方案

（1）血瘀体质药物疗法

1）女人补血活血，用四物汤冲剂：对于血瘀体质，我要重点说一说女人，因为女人特别容易血瘀。原因很简单，女人爱生气，一生气就会气滞。气不走了，血也就不走了。中医说"肝藏血"，而肝与胆是互为表里的，肝有事儿了胆肯定不会袖手旁观，中国不是有个成语叫"肝胆相照"吗？所以，女性生气的时候，首先就会影响到足少阳胆经和足厥阴肝经，胆经和肝经走哪儿呢？是走身体的侧面，乳房和子宫是必经之路。所以，女性朋友最容易出现乳腺增生和子宫肌瘤。生气的时候会造成气滞，气不走血也不走；血不走，就会形成一个有形的核。如果经常生气的话，这个核里的瘀血越聚越多，时间久了，乳腺增生或子宫肌瘤就出现了。

女性以血为本，容面的枯萎，面色的晦暗，暗斑蜂起，蝶斑翩飞，抬头五线谱，脸上长音符……哪一样都与血虚血瘀有关。因此，每月月缺时，大家不妨喝上3～5天四物汤冲剂，如果兼阳气不足者，可配合附子理中丸服用；兼气虚者，可配合补中益气丸服用；血瘀较重者，可配合桂枝茯苓丸使用；兼肝郁气滞者，可配合逍遥丸使用；兼腰酸腰痛肾虚者，根据阴虚阳虚不同，可配合六味地黄丸或桂附地黄丸使用；兼血热者，可配合大补阴丸使用。上述这些药物均有成药，大家照说明服用即可。对痛经、闭经、经少、血虚头晕、经前乳房胀痛、面色无华、面斑、脾气暴躁、心悸耳鸣，大家可单用，也可根据自身情况照上述配伍使用。记住，如果使用效果不好，可能不对症，请及时看大夫。

2）巧用桂枝茯苓丸：女性血瘀的患者，行经时有瘀血块，可以在行经前两天吃桂枝茯苓丸，照说明服用即可。我在临床用此方加减治疗妇科疾病效果甚好，曾有专家称此方乃活血化瘀第一方。

3）老年人血黏度高，我给提供两道方：说到血瘀，如果不提一提老年朋友的动脉粥样硬化，那这一节就等于没说。中医上说的血瘀，还跟现代医学上讲的血黏度（也可以说血脂）高比较相近。这很容易理解，一个背了10千克重物的人肯定没有一个毫无负担的人走得快、走得远。当血黏度高的时候，血流就会变慢，如果堵到脑血管了，就会引起脑中风；堵到心血管了，就会引起心肌梗死；如果堵到周围血管了，就会引起四肢动脉硬化闭塞症。上医治未病，最好的医生就是让您不生病。所以，老年人如果有高血脂、动脉粥样硬化的话，可以取 10 枚山楂，用红糖熬水喝，红糖加多少没有定数，根据自己的口味就成（糖尿病患者禁用糖）。原因很简单，山楂可以活血化瘀，红糖可以补血生血。还可以熬黑豆川芎粥喝，取川芎 10 克、黑豆 25 克，先熬上 15～20 分钟，再加入适量的粳米熬熟即可。粳米就是旱稻子，找不来粳米，用大米来代替也可以。

我们医院名老中医毛德西老师常告诉大家一道天然降脂菜，就是黑木耳拌洋葱，黑木耳富含铁质和纤维素，能促进胃肠蠕动而防止便秘，有利于体内有毒有害物质的及时清除和排出，还可促使肠道脂肪食物的排泄，减少食物中脂肪的吸收。洋葱的功效甚多，现代研究表明其有降脂、降压、降糖、扩血管等作用。而且两种食物配伍甚好，木耳性寒，洋葱性热，避免单一食物过寒过热引起身体不适。

其实吃什么食物身体通利不黏滞，个人最有感觉，吃后身体轻松，胃肠有饥饿感，想运动做事，那这个食物对于你最好，不要光听专家说。例如，今天专家研究得出饭后百步走，活到九十九；明天专家又说饭后百步走，容易头晕胃下垂，你就无所适从了，因为现代很多研究都是单一因素研究，人体是个小宇宙，自己舒服不舒服，自己最有感觉。例如前天我去药房，很想尝尝益智仁的味道，药师把一颗益智仁砸碎，一股浓烈的辛甜温香气味扑鼻而来，我爱死了，于是买来 15 克砸碎当香包，放床头边，感觉甚是美好。这正符合我脾肾阳虚的体质，芳香开胃，温脾暖肾，没有人教我，本能的需要。临床上湿热体质的朋友多不喜欢吃肉，因为吃后身体难受，蔬菜能清利湿热，所以喜欢吃素食，身体会自动选择和甄别。看动物世界，当蛇受伤后，会自动去吃具有消肿止痛、清热解毒作用的七叶一枝花。大象要生产时，也会吃一种促进子宫收缩的植物叶子，不知道它们是怎么知道的，但它们做的都是正确的。

（2）血瘀体质针刺疗法

血瘀怎么治？当然要活血化瘀。中医认为，气行的时候，血则行；气顺的时候，血行才通畅。这时候，大家不妨试试放血疗法。我个人在调治血瘀病人的时候，更喜欢放四肢末端的血。台湾董氏针灸奇穴有个穴位叫作制污穴，制污穴就在大拇指上面青筋处。选这个穴位放一两次就可以了。制污穴定位如下图：

说到这里，我多啰唆几句吧。很多人都去做过放血疗法，放完血之

58

后身体确实非常舒服。但是，大家千万
不要迷上放血，如果不是血瘀的话，放血
过多就容易导致气血亏虚了。凡事求个
中正平和，执中致和就是咱中医上讲的
阴阳平衡。

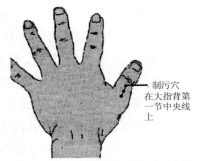

制污穴
在大指背第
一节中央线
上

对于身体局部的瘀血，这时候，哪儿
发青就在哪儿放血，放一两次瘀血就消
了。原因很简单，中医有一句叫瘀血不去，新血不生，瘀血你不给它清除
掉，新血到达不了那个地方，它无法完成局部的气血交换，长期下来就会
形成血瘀体质。

（3）血瘀体质中药方

我常用我们单位自制处方药"三七消栓胶囊"治疗血瘀体质。由于
长期血瘀，多也影响体内水液的运行，因此常配上"消痰通络丸"一起使
用，疗效较理想。三七消栓胶囊配方很简单，就是人参、三七、水蛭各等
份打粉装胶囊，有益气行血补血活血化瘀的功效。对于心脑血管有瘀阻
的同志服药三个月后，有些同志复查，心脑供血情况显著好转。这两个
成药均是河南省中医院国家级名老中医李鲤教授的临床经验结晶。

（4）血瘀体质运动方

作息时间宜有规律，保持足够的睡眠，可早睡早起多锻炼，不可过于
安逸，以免气机郁滞而致血行不畅。可进行一些有助于促进气血运行的运
动项目，如各种舞蹈、步行健身法、徒手健身操等。拍手运动对血瘀体质的
朋友非常好，清晨（冬天于室内运动即可）边快走边拍，左手拍右手，右手拍
左手，随心所欲，不强求，不刻意，对女性的痛经、经期淋漓不净、血色晦暗
和老年人心脑供血不足都有帮助。血瘀体质的人在运动时如出现胸闷、呼
吸困难、脉搏显著加快等不适症状，应停止运动，去医院进一步检查。

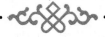

吕大夫温馨提示：

关于血瘀，我想提醒大家的是，最好在初期就进行调整，否则就
会像我上面讲的一样，出现各种不适症状。中医讲究"上医治未
病"，就是在没有发病的时候进行调治。如果您明白了这个道理，就
能把病魔消灭于萌芽，这才是血瘀体质的最佳保健方案。

痰湿体质养生

1. 痰湿体质的表现

例 1 脑梗死、心肌梗死和体质有关

在门诊遇到过这样一位老太太，一到冬天就胸闷，已经有十多年了，平时遇点风寒就加重，心前区有憋胀感，呼吸时上气不接下气，每吃过肉、蛋、奶类的东西就眩晕、恶心、呕吐，2～3个小时才能缓解。2005年冬天症状加重，检查冠状动脉阻塞80％，需要放支架，但因年龄大，体质差，达不到手术指标，就服用西药保守治疗。

后来经熟人介绍到我处治疗，观其舌质淡，舌体胖大，苔白厚腻，我给她处以瓜蒌薤白半夏汤合附子理中汤加减。服用六剂中药后，胸闷如前，但其他症状均减轻并且生活质量提高了。后配合灸膏肓穴，每天1次，每次3个小时。1个月后复查，察其脉、舌象都日益见好，嘱咐她要好好治疗，并且说年龄大了，病程也久了，需要长期调理。但家人和老太太嫌中医药治疗太麻烦，特别是每天灸疗，还是要求手术治疗。只是后来老太太的孩子找我看病，问起家母情况，才知老太太术中意外死亡。在《景岳全书》中记载："盖痰涎之化，本由水谷，使果脾强胃健。如少壮者流则随食随化，皆成血气，焉得留而为痰。唯其不能尽化，而十留一二，则一二为痰矣。十留三四，则三四为痰矣。甚至留其七八，则但见血气日削，而痰涎日多矣，此其故正以元气不能运化，愈虚则痰愈盛也。"老太太典型的痰湿脾虚，所饮水谷精微不能经脾的运化而转化为气血，只能形成痰饮，痰饮随气流行，壅滞脉道，闭塞不通而突发脑梗。现代技术只能检测到身体哪个地方不通，然后通开，而不知道产生这些问题的本质

是患者痰湿体质,痰浊在体内随气血流动,当过度稠厚,遇到血管通透性差时,就容易堵塞脉管,这种情况只有调理其痰湿体质才能从根本上解决问题。所以,我们临床也一直坚持中西并重,标本兼治。

例2 为什么老是稀里糊涂

我们经常说"老糊涂老糊涂",其实这很正常,年纪大了气血不足,不能上荣清窍了就会出现这问题。活了一辈子了也难得糊涂,可近日门诊来了一位30岁的男性,见面就说:"我这还没老呢就整天糊里糊涂的,头脑也蒙了。老婆天天说我傻,并且我感觉自己从小记忆力就差,总是忘这忘那,上学时老师讲课,听的也是糊里糊涂,作业都记不住,平时借人家东西或者人家借我的东西,不到别人给我要或者我自己用的时候,根本就不知道有这回事儿。大夫你快帮我治治吧。"

我一看他大腹便便,舌质淡,苔白腻,脉象又是一个典型的痰湿脉象——濡脉,然后就问他:"你是不是感觉吃什么都胖?"他连连点头:"对对,我就是喝凉水也胖,尤其是吃肉,也怪我还最喜欢吃肉。"这就清楚了,他胖不是真胖,是典型的虚胖——痰湿体质。中医常说"百病多由痰作祟","怪病多痰",痰饮为浊物,而心神性清净,痰浊为病,随气上逆,尤易蒙蔽清窍,扰乱心神,使心神活动失常,出现精神不振、健忘、头晕、目眩。打个比方,我们经常看到在马路上的水泥罐车,车里如果装着水泥都必须一直转动着,如果停止转动水泥就会凝固,我们人也是一样的。人体的气血精津不能很好地流动,时间长了就会"凝固",不能发挥其功能,人们最重要的大脑就会首先感受到心神不能如一,就会出现这位患者的症状,甚至比这更严重的病症。

例3 懒惰也与体质有关

我不光是一位大夫,我还是"居委会大妈"呢,看病时也帮助解决家庭矛盾。这个小故事是这样开始的。"你天天说自己有病,这活儿不干那活也不干,要是一会儿医生说你没有病,你就是装的。看你怎么办?"我在诊室里就听见两口子在吵架,一会儿两人进来了,老婆低着头坐了下来,说:"他天天骂我懒,说我也不做家务,也不带孩子,还嫌弃我。"

我见她体形也不胖,但其脉象一点力气也没有,并且壅塞不畅,我说你这人本来就一点力气也没有,浑身都是酸疼的,稍微干点活就喘,上不来气。她好像遇到了知音,说:"我说我真的干不动活,我有病。然后他就带我去西医院体检,一切指标都正常。他们就说我懒,说我是装的。"

我让她伸出舌头，其舌质淡稍暗、舌体胖大、苔白厚，我就给她老公说，她是真的没有力气干活，她体内痰湿非常重，痰湿之邪，可随体内气血流行，或停滞于经脉，或留滞于脏腑，阻滞气机，妨碍血行。她现在只是到了停滞于经脉这一步，她全身气血就像小河里的水一样，淤泥太多，水怎么也流不动，阻遏阳气，无法正常运行。西医没有较好的办法，中医药在这方面是优势。如果不及时地治疗可能会出现严重的问题，比如半身不遂、脑梗死、心肌梗死等。我告诫她，服用中药期间一定要动，拍打全身，从干一点点家务做起，动则阳气生，只有阳气慢慢升发起来，动力足了，淤泥才能被冲走。后来经过一段治疗，痰湿减轻，有一次陪老公来看病时她还开玩笑说："吕大夫，要不是您，我们非得离婚不可。"

例4　睡不醒也是病

当今社会出现了很多以前都没有过的疾病，很多病都是因为睡眠、情绪的问题。所以在临床我看病时经常对某些病人说，这个地球离开你也照样转，你的病好好睡上几觉就好了。

有一次门诊来了一位奇怪的病人，进门就说："医生，我不想睡了，能不能不让我睡觉了？"他描述自己说整天睡不醒，吃饭能睡着，看电视能睡着。

只见其双眼微闭，神疲乏力，问诊时稍微停顿一会儿他就能迷迷糊糊睡着，什么活也没有精力干，别人也都害怕给他活干。观其肤色黝黑，双眼干涩，舌质瘀暗、苔厚腻、脉濡，他是一个痰湿体质，但其发病好几年了，"久病多瘀"，"久病多虚"，除了痰湿较盛还夹瘀夹湿。另外，他还特别怕冷，经过分析其本质就是阴盛，中医讲痰湿、瘀血属阴，夜晚也属阴。阴主静，阳主动，阴较盛阳气则不能很好地温煦机体，就会怕冷。"阳入阴则寐，阳出阴则寤"，阴气盛阳气就会相对不足，身体就好像整天处在晚上，一点都不想动，身体的每一个细胞都静止了。对这个病的治疗就是脾肾双补，温化湿痰，行气活血，使全身气血运转起来。另外病人本身也必须动起来，拍打全身经脉，调动起来体内的阳气就会达到药到病除。

上面仅仅说了一些痰湿体质常见的病历，下面我们就从各个方面与大家一起系统地学习一下痰湿体质的相关内容：

经常有病人跟我说："吕大夫，我怎么每天早晨起床后，舌苔就特别厚，而且口渴黏腻？我每天都要用小牙刷把舌头给刷一刷，不然我感觉到舌头在嘴里面,好像动不了似的。"我就会问:"那你的腿是不是也很沉重,觉得抬起来很困难、很无力?"这时候他们大部分都会点头称是。这类人属于痰湿体质。

痰湿体质者常虚乏无力不想动,注意力不集中,动则汗出、气喘,形体肥胖,面色淡黄而暗,且多虚膘,口黏痰多,胸闷身重,肢体不爽,苔多滑腻等。易患消渴、中风、眩晕、胸痹、咳喘、痛风、痰饮等病证。有的人吃饭不太好,食不知味,肚子胀,不想吃饭,稍吃一点就饱了。

2. 痰湿体质的成因

痰湿体质者多脾虚失司,水谷精微运化障碍,以致湿浊留滞。成因于先天遗传,或后天过食肥甘以及病后水湿停聚。现在,痰湿体质的人非常常见,并且有越来越多的趋势。例如许多儿童喜食冷甜饮,冷则伤脾,多食甘甜则阻遏脾胃运转,使湿聚中焦,出现小胖墩现象,而且虚乏无力,做事精力不集中,动则喘、汗,体能不足。另外,现代生活竞争激烈,如果先天脾气不足,后天过度劳倦、思虑,则进一步损伤脾气,表现亚健康状态,身体疲乏无力,不欲做事,肢倦懒散,食不知味,靠吃辛辣提胃口。当脾气虚弱的时候,脾不运湿,时间久了,体内就会湿邪泛滥,从而形成痰湿体质。

3. 痰湿体质调养方案

(1)痰湿体质的饮食疗法

1)炒薏苡仁熬水喝:白扁豆、薏苡仁都有健脾利湿的功效,这想必很多人都知道。但是,大家可能不知道,如果把它们放在炒锅里炒一炒,然后再熬粥喝,健脾利湿的效果就更好了。

有一次,一个网站的编辑找我看病,他就是一个痰湿体质,因为经常出差,我给他开的汤药他没有按时吃,结果体质没有调理过来。后来,我就让他把那个薏苡仁炒好带着,他在外地出差的时候,每天用30克炒薏苡仁熬水喝。另外,要尽量少吃肉。回来之后,我发现他的舌质已经变成了淡红色,并且舌苔薄白,正常了!

我跟他说:"虽然现在体质正常了,忌口也很关键啊,这是个长期工程。"

他也连连点头，说以前的乏力、肚胀等不舒服都没有了。他问我到底是怎么回事，我就跟他讲，就是炒薏苡仁发挥了作用。因为肉容易生痰湿，饮食上吃肉少了，特别是猪肉，自然祛湿效果也快一些。稻米生在水中，有利水性，又性平，因此主食多食米好。当然，莲子配荷叶煮粥吃也不错，具体配量，以个人喜好为度。

2）大米炒黄熬粥，健脾又祛湿：《饮膳正要》载，大米味甘苦、平，补中益气，止烦，长肌肉，味香者尤甚。因为芳香可以醒脾，平时大家也可以用香米做蒸饭，炒黄后则焦香健脾利湿，芳香可口，对于虚胖舌苔腻的小儿尤为合适。另外，每年暑湿时节，大家不欲饮食，或腹胀腹泻，也可以一次炒3～5斤大米，炒黄为度，每次根据平时个人喜好熬粥而定炒米量。当然，由于各家人员体质不同，如果家中有阴虚体质的成员，就不要喝了。也有朋友反映做不同的饭太麻烦，那么您也可以每天用50克炒米以沸水泡茶饮。

3）健脾化湿和中，多用三白粥：三白粥由白茯苓1份、白扁豆1份、白大米2份熬粥，也可以按比例用豆浆机打成糊糊。茯苓味甘淡，能利尿除湿，开心益智，导浊生津。白扁豆味甘平，可和中益气，健脾化湿。大米补中益气。三味食材一起熬粥，甘淡芳香可口，利于长期坚持使用，除了治疗痰湿体质，也可以用于慢性胃炎、婴幼儿腹泻、脾胃虚弱、饮食不进、水肿、带下症、小便或多或少等脾虚湿邪致病症。

4）痰湿者多吃馍片和锅巴：痰湿体质的人，可以多吃点馍片、锅巴之类的食物，又香又脆。我记得曾在报纸上看过一个故事，说慈禧太后终生都喜欢吃锅巴，因为锅巴又焦又香，并且性平，还可以化湿。

（2）巧用药枕祛湿轻身

我小时候害怕打针，甚至对那白晶晶的玻璃体温表都有一种恐惧；因长得细瘦，估计食管也很细，大一点的西药片是咽不下去的，所以生病了害怕告诉家长，但无非也就是体质虚弱导致的反复感冒之类，不告诉父母，拖过半月，也能愈，直到现在，也是不吃西药的。我不知道别人是什么情况，自己是任何抗生素吃到肚里，正作用还没出现，副作用就出来了，几乎所有的抗生素用上两天，都会过敏，但是中药这些根根草草苦是苦点，却没引起身体不适，反而体质一步步增强。良药苦口利于病，坚持喝上一段时间，体质稍有好转，也是不愿坚持的。

后来知道，外治之理即内治之理，且用药方便，不痛苦，为何不选用这些方法呢？《饮膳正要》里有个神枕方，根据我院药房情况，我用当归、川芎、白芷、辛夷、细辛、苍术、白术、藁本、佩兰、蜀椒、桂枝、干姜、防风、人参、桔梗、白薇、蔓荆子、肉苁蓉、地肤子、柏子仁、薏苡仁、款冬花、白豆蔻、秦艽、藿香、乌头、附子、藜芦、皂角、矾石、半夏、荆芥各60克，机器破碎，满枕中，3个月一换，不用时放被窝里，或装入塑料袋，防香气四溢。用于脾虚湿盛、风痰阻络、头晕如蒙、肢体倦怠等痰湿证，虽无古人所言的"百日而有光泽，一年体中无疾，一一皆愈而身尽香"的神奇疗效，但患者普遍反映身体轻松舒服，祛湿效果不错。关键是不用吃药，睡眠中治疗，省时省力。

(3)巧用中成药疗痰湿

1)香砂六君子丸：功效是益气健脾、燥湿化痰。用于脾胃气虚，痰湿内阻，气机郁滞证。如果你舌苔厚腻，腹满胀、呕恶不适、嗳气吞酸，不思饮食，体倦乏力，可用此药，照说明服用即可。吃药长短因人而异，一般患者1～3个月，主要是看痰湿之邪的严重程度。

2)参苓白术丸：功效是益气健脾、渗湿和胃。用于脾虚湿盛、面色萎黄、食少便溏、或吐或泻、形体虚弱、四肢无力、舌苔白腻者。当然，丸者缓也，要想将上述症状治愈，建议吃药期间如无不良反应，还是坚持3个月为好，照说明服即可。

3)补中益气丸：功效是补中益气、升阳举陷。用于脾胃气虚，饮食无味，少气懒言，肢倦乏力，动则汗出、食少体倦，面色萎白及脏器下垂。当然，丸者缓也，要想将上述症状治愈，建议吃药期间如无不良反应，还是坚持3个月为好。照说明服即可。

4)藿香正气散：功效是解表化湿，理气和中。用于脘腹胀满、恶寒发热、恶心呕吐、肠鸣泄泻、不欲饮食、舌苔白腻。因为内有解表发散药，症状消除了即可停药。照说明使用。

5)平胃散：功效是燥湿运脾除胀满，行气和胃消滞气。用于腹满胀、呕恶不适、嗳气吞酸、不思饮食、肢体沉重、倦怠嗜卧、大便溏、舌苔白腻而厚。此药燥湿效果迅速，湿去后宜用上述具有健脾功效的丸药善后。这个药不知市场有成药否？组方很简单，由苍术15克、厚朴10克、陈皮10克、甘草10克、生姜10克、大枣2枚组成。大家还可用前四味药加大黄10克粉碎，每次5克生姜汁或黄酒调成蚕豆大小颗粒敷脐。敷脐时，药外盖以塑料薄膜，以防药物挥发，然后外面用止痛膏贴即可。如果对止痛膏过敏，可用布做成裹腰裹住。治疗痰湿症脂肪肝、肥胖症。

（4）痰湿体质运动方

现在说一说痰湿体质人群的运动吧！跳绳是不错的选择。当然，我这里说的是缓跳，不是要求你一分钟必须得跳多少下的那种。原因很简单，跳绳的时候，全身的肌肉和骨骼都在运动，它可以让全身的气血都运行起来，加速湿邪的排出。

另外，有很多肥胖女性多属痰湿体质，跳绳对于此类女性身材的保持效果很好。因为在你弹跳的过程中，不仅可以除湿邪，还可促进胸肌的发达，预防乳房下垂。而且腹肌也要进行收缩，这样的话对腹部的赘肉和脂肪的减少都很有帮助。

女性在家跳绳的时候，可以循序渐进。刚开始先跳 300～500 下，不要跳得太快，然后逐步增加到 1000～2000 下甚至更多。在跳绳次数增加的同时，痰湿之邪就会慢慢地消退了。衣着应透气散湿，在湿冷的气候条件下，应减少户外活动，避免受寒淋雨，不要过于安逸。

（5）痰湿体质穴位养生

1）丰隆穴：丰隆穴有"祛痰第一要穴"之称，具体操作是用拇指指面按在穴位上，垂直用力，向下按压，按而揉之。每天按揉 10～15 分钟即可。丰隆穴在人体定位如右图：

2）承山穴：承山穴是祛除人体湿气的最好穴位，之所以这么说，是因为承山在足太阳膀胱经上，膀胱经主人体一身之阳气。承山穴一方面是全身承受压力最多筋、骨、肉的集结之处，另一方面又是人体阳气最盛的经脉的枢纽，所以，它能通过振奋太阳膀胱经的阳气，排出人体湿气。

体内有湿的人轻轻一按他的承山穴，都会有明显的酸胀痛感，但是按揉承山一段时间后，就会感觉身上微微发热，这就是膀胱经上的阳气在起作用了，身上的湿邪，正随着微微升高的体温向外散逸。游泳的时候，有的人小腿肚子会抽筋，只要赶紧按揉承山穴，抽筋的症状就会缓解或者消失。

承山穴的简单取穴方法：坐下跷起脚尖，小腿绷紧，此时腿部后群肌肉会呈"人"字形，承山穴就在"人"字中间凹陷的地方，按之有酸胀疼痛感。承山穴在人体定位如右图：

（6）痰湿体质，要防风湿

有些人之所以有痰湿体质，与他居住的环境有很大关系。我有一个病人，夏天的时候，就是肚子痛，脾不化湿，当时我给他开点儿中药，然后加上一些草果、干姜等健脾化湿的中药，他吃过后好一点，过两天又不行了。我当时就问他是不是居住的地方太潮？他说："没错，我家住在一楼，就是很阴暗，很潮湿。一年四季都见不着阳光。"

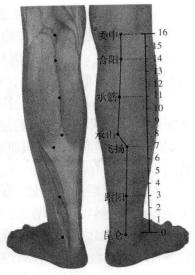

说到这里得提一提我的老家，我老家在信阳，信阳是丘陵气候，三天一下雨，两天一刮风，湿气很大。我在郑州住着，经常会感觉皮肤紧绷绷的，但是回老家皮肤就没这种感觉。可是，老家那里风湿病病人很多。由于天气太潮湿，人体内痰湿也不容易散除，加之外感寒湿之邪气，就容易患风湿病了。

像我举上面的例子，大家心里肯定会有疑问，自己家就常年见不着阳光，或者就是丘陵气候，那怎么办？总不能搬家吧！

当然没必要，家不能挪人还不能挪吗？每天出太阳的时候多做日光浴，多晒太阳就可以了。上午 10 点左右，让我们的背部对着阳光晒一晒。我自己就特别喜欢在早晨 9 点钟左右晒太阳，那个时间的太阳比较温和，也不是很燥，我背着太阳走半个小时，适当运动，效果挺好。当然，痰湿体质的人在运动时要注意，运动不能太过火，太过火的话，湿邪是散了，但是同时体内的"气"也在损耗。气耗多了，湿邪又会很快聚集起来。所以，运动的时候，身体稍微出点汗就可以了。

湿热体质养生

1.湿热体质的表现

例1 "结石体质"可以调理

"医生、医生,我体内有人宝,你能不能帮我治治?"我和在旁的实习生都用惊讶的目光看着这位病人。听说过驴宝、牛宝没听说过人宝呀。一问才知道,原来是他的体内长有肾结石,他是来看肾结石的,他说肾结石手术后又长有结石,痛苦不堪。西医说只能等什么时候结石长大什么时候排石,没有其他好的办法,让他来咨询中医。

这位患者40多岁,男性,形体偏胖,面部长有痤疮,发红、有脓包。观其舌脉,舌红苔黄,尺部脉弦滑稍数。我问他是不是还有阴囊潮湿,长期情绪压抑,借酒消愁?他频频点头,他说近段时间生意不顺,情绪不太好。

这个人就是典型的湿热体质,体内水液运化失常而形成湿浊,阻碍气机,郁久化热,湿邪为重浊有质之邪,属阴而有趋下之势,人体下部亦属阴,同类相求。湿热下注,蕴结于下焦,日久可形成肾结石或小便灼热,并且病程较长,病情轻重不一。

我四诊合参,用三仁汤加减进行治疗,配合针灸疗法,得到了很好的疗效。我还告诉他一些治未病干预措施,比如调畅情志,忌烟酒、辛辣油腻之品,多食用五谷杂粮,多吃一些果实种子之类的食物,还给他开了一些养生粥,让其从根本上调理湿热体质。

例2 湿热体质的女生很痛苦

有一次,一位30岁左右的女性患者坐下就说:"医生,能不能给我开点中药美白面膜,让我的脸白点?我的脸几乎已经用过所有化妆品了,一点效果都没有。并且近几年发现脸越来越黑,现在我都快没法去上班了。老公还说我是李逵转世,说我天天是从煤窑里出来的。面部还有很多油,整天都洗不干净。"

我看了她一眼,微微一笑说:"你的脸黑,单靠化妆品永远都不会变白,不能单单只针对脸做文章,那只是治标不治本的方法,中医上说'有诸内必行诸外',中医讲究的是整体观念、辨证论治,你的脸黑并不是天生的,这就说明一定是你体内五脏六腑气血精津某方面出现了问题,才会出现这样的症状。"她的舌质红、苔黄腻,脉滑数,并且口臭厉害。我还问她是不是白带量多,颜色发黄有异味,外阴经常瘙痒?她低着头小声说:"是的,医生,我下面异味很大,如果不用护垫可能每天要换好几条内裤,并且我都害怕与别人近距离接触。"这些都是湿热下注的表现。最后她还说了自己一个习惯,平时喜欢吃一些滋补之品,比如燕窝、阿胶、人参等。这样滋补不当,滋补过度会促生或加重体内湿热,体内的湿和热黏在一起就如同油和面裹在一起一样,胶结缠绵,又像是遭了一场大雨又被大太阳晒过的草垛子一样,不仅湿度很高,而且温度也很高,这就是"湿热",时间久了草垛里面湿热熏蒸,会发出各种臭味。湿热体质的人体内湿热氤氲,排泄不畅,反映到外面就是皮肤油腻尤其是额头和鼻尖总是油光发亮,还易出现脂溢性脱发。最后我给她开了一个清热化湿的方子,加上了一些走面部的药,并且嘱咐她调整自己的饮食起居。经过1年多的反复复诊调方,她对她的脸总算有所满意,把单位姐妹又带来多人到我处美颜和看病。

例3 当湿热体质遇上湿热天气

某患者说:"医生,我为什么都不能去南方出差? 每次去南方全身都会出湿疹、痒疹,难受至极。一从南方回来,过几天就自己慢慢痊愈了。西医说我是过敏体质,每次去南方我都带有抗过敏药,都得提前两天服用,只有这样症状才会稍微轻一点,但是身体内就感觉火烤一样,有热透不出来,这感觉比以前更加难受。您能不能帮我看看?"

我见其身材消瘦,唇红齿黄,舌象脉象都是有湿有热的迹象,并且他还说,口臭口苦,汗味大,体味大,自己还有缠绵难愈的脚气,大便黏滞不爽,异味特别大,臭秽难闻,西医检查还有尿路感染。这些症状都是湿热的表现。

湿邪浸淫肌肤,再加上南方天气本来就湿热,这样就会出现湿疹。当你离开那个地方外邪因素去除,内部湿热无以致病,后来服用抗过敏药物使肌肤腠理开阖失司,就像笼子里的野兽,它还想出去但是出不去,那它不得在笼子里烦躁吗?我说他这情况,如果在夏末秋初湿气较重、气温偏高的环境下,都会出现湿疹,他点头说:"医生,您可真神!我根本就不敢进桑拿房,甚至澡堂水蒸气多的地方我都不敢去。"他这种人皮肤还特别容易感染,最好穿天然纤维、棉麻、丝绸材料做的衣服,尤其是内衣。避免居住潮湿的地方,盛夏暑湿较重的季节减少户外活动,再加上服用清热利湿的药物,饮食清淡,其湿热体质就会慢慢改变,症状也会慢慢减轻。

例4 湿热体质不喜欢重口味饮食

门诊上有很多患者都说自己不能吃肉,也不想吃肉,喜欢素食,天生佛家弟子,更不能吃辛辣刺激的东西,并且平时容易口腔溃疡。他们这些人很多都是油光满面、脘腹胀满、纳呆、恶心欲呕、口中黏腻、渴不多饮、便溏不爽、小便短黄、肢体困重或身热不扬、汗出热不解或皮肤发痒等。这些本为脾气虚弱、湿邪中阻、郁久化热所致。

湿热阻滞中焦,纳运失健,气机阻滞则出现脘痞食少,湿热蕴脾,上蒸于口则口中黏腻、渴不多饮,湿热下注,阻碍气机,大肠传导失司则便溏不爽,湿热行于肌肤,阻碍气血则肢体困重。

湿热体质很好辨别,因为它有个典型的表现,就是面色黑,好像蒙着一层灰,怎么洗也洗不干净一样。这类体质的人,如果看他们的舌头的话,会发现舌质是红的,舌苔是黄黏的。此外,还易生痤疮,常口干、口苦、口臭、便干、尿赤,性格多急躁易怒,易患疮疖、黄疸、热淋、血衄、带下等病症。

除此之外,湿热体质的同志还有很多特异性的症状。按现在的说法体质还可能遗传给下一代。我看过一篇报道,一家四口都有口腔溃疡,长久不愈,他们很大程度上都是湿热体质。

2. 湿热体质的成因

湿热蕴结不解,多形成于先天禀赋或久居湿地。造成湿热体质与全球的大环境也有关系,气候变暖,人们生活水平提高,过食肥甘厚腻、快餐食品,嗜好烟酒、辛辣之物,滥用补品,再加上过度的竞争压力和快节奏生活,使湿热成为一种常见体质。其体质特征为面垢油光,易生痤疮,常口干、口苦、口臭、便干、尿赤,性格多急躁易怒,易患疮疖、黄疸、热淋、血衄、带下等病证。

3. 湿热体质调养方案

（1）湿热体质饮食疗法

饮食以清淡为主，可多食赤小豆、绿豆、芹菜、黄瓜、藕等甘寒、甘平的食物。少食羊肉、韭菜、生姜、辣椒、胡椒、花椒等甘温滋腻及火锅、烹炸、烧烤等辛温助热的食物。

1）清利湿热，每天 30 克生薏苡仁、10 克淡竹叶：前面讲痰湿体质用炒薏苡仁，现在湿热体质用生薏苡仁，生薏苡仁味甘淡，性凉，入脾、肺、肾经，擅长健脾补肺清热利湿，炒后偏于健脾利湿，生用偏于清热利湿。淡竹叶甘淡寒，有清热除烦、利尿的作用，两种药物泡茶，既清利湿热，又清热除烦，味道甘淡，可作为湿热体质的常用茶。具体泡法：每日取生薏苡仁 30 克、淡竹叶 10 克用沸水冲泡，放凉或温热饮用。

2）湿热体质预防，春季天行时疾，吃茵陈馍：信阳地区新县有 3 月采茵陈晒干研面和麦面一起蒸馒头吃的风俗，老人只知道吃后能预防春季传染病，却不知茵陈乃治脾胃二家湿热之专药，最善退黄疸，涤荡肠胃之蕴湿积热，使湿热从下焦迅捷排出，所以，下焦湿热瘙痒、湿疮流水，腿热胀肿，均可食。另外，茵陈入肝、脾、膀胱经，春季万物生发时，食少量茵陈有助于肝木的生发、情绪的条畅、抵抗力的增强，清热除湿，身体会轻灵活泼，符合春季养生之道。但是，脾胃虚寒者不食。当然，许多野菜也都有清利湿热的功效，如马齿苋、荠菜、蒲公英、蕨菜、丝瓜、嫩藤、西瓜皮、枸杞苗、田七苗、芦荟。

3）小便淋漓不净，吃点扫帚苗：调理湿热，有道青菜非常好，就是那名不见经传的扫帚苗。现在的城里人大多都不知道了，扫帚苗长成了以后晒干，可以绑扫帚用。别小看它，它结的子医学上有个名字叫地肤子，具有清理湿热的作用。我曾经调治过一个下焦湿热的病人，就是小便淋漓不净，还有点儿疼以及轻微的灼热感。我就让他到市场买地肤苗。他就隔三岔五去买，在水里焯一下，然后用蒜汁等调料调一下，每天早晚吃上几口。吃了一个月，小便淋漓不净的症状就没了。当然，地肤苗一般春夏在菜市场能买到，如果买不到的话，可到药店买地肤子 30 克，煎汤服，效果也好。当然，配上 3 克灯芯草也不错，既利尿，还清心降火，而且不太苦。除了地肤苗，车前草每次鲜品 300 克，煮水喝也不错。我有几位患者，小便涩痛，一会儿一尿,检查前列腺肥大,我观其舌质红,舌苔黄,尺脉滑数,给其开车前草颗粒剂 30 克,要求每晨用其煮鸡蛋 2 枚当早餐,吃蛋喝汤月余,尿频尿痛症状显著好转。

4)生津止渴,芦苇根儿熬水喝:我跟农村较上真儿了,再给大家推荐一款清热利湿的植物——芦苇根儿。芦苇根儿(也就是芦根)在有河的地方处处可见,跟扫帚苗一样,农村人都不稀罕它,是给了都不要的东西。但是,如果你是湿热体质,又经常感觉到口渴的话,那就去买点芦根,每天熬水喝。大家别到地里去挖了,药店专门卖有炮制过的,也不贵。芦根不仅可以清热利湿,同时还可以生津止渴,它还甘甜爽口,喝了也会感觉蛮舒服的。《玉楸药解》中就说,芦根可以"消降肺胃,消荡郁烦,生津止渴,除烦下食"。芦根口感甘润,大家很容易接受。其实白茅根也很好,小时候肺热流鼻血,家长就会挖一把白茅根洗净,让孩子生吃。因甘甜,在缺吃少穿的年代,也是孩子自行学习认识中药、采摘中药的传承过程。白茅根主要有凉血止血、清热解毒的功效,可以用于小便不利、水肿、热烦渴、胃热不欲食、湿疹等湿热引起的不适。调理湿热体质时,可以白茅根、芦根各 10 克泡茶饮。

5)吃冬瓜,治好了湿疹:湿热体质的人我建议最好不要喝酒,酒生痰生热,只会让湿热体质加重。举个例子说吧,牛皮癣有多么难治大家想必有所耳闻,有一部分牛皮癣病人就属于湿热体质,他们只要沾点酒,症状就会加重。浑身上下瘙痒难安,多少年都不愈。但是,有一年诊室倒是来了这样一个病人,湿疹三年,全身皮肤,几乎没有一块完整的,脉滑,舌质红,苔黄厚。当时给他开的药是清热利湿为主的汤药。

这个病人又问我,平时吃什么好,我就跟他说,吃冬瓜,每天一个小号冬瓜,连皮带瓤一块儿煮,喝汤。也许疾病折磨太久,病人很有恒心,坚持吃了一年多,后来因它病就诊,告诉我冬瓜治好了他三年的顽症,现身上不痒了。我给他复诊时,发现他的舌质淡红了,舌苔也不厚腻了。我知道,这是因为他的湿热体质调理过来了。这里,冬瓜起了很大的作用,因为冬瓜可以利水、消痰、解热、除毒。湿热祛了,由湿热毒导致的疾病自然就好了。在这里,举这么一个病例,希望有抛砖引玉的功效,湿热体质伴随其他病症的人都可以吃冬瓜的。

6)清热消暑绿豆水:到了夏天以后,要下雨,雨又下不下来,就是那样一个烦闷的天气,就是湿热。人感觉又热又闷,好像周围都是水汽在雾腾,但是身上的汗排泄不出来,这时候喝点绿豆汤就好了,清热、利湿、解暑。绿豆味甘、性凉,入心、胃经,有清热解毒、消暑利水的功效,其甘凉能除热下气解毒,且通经脉,解一切草木毒。《本草纲目》还言其有益气、厚肠胃的功效,对于湿热体质,可久服。同时还可治疗痤疮、痈疡疔疖,降血压,疗消渴。具体应用:每天30克,煎汤。

有一次我去做一个讲座的时候,有听众问我:"吕大夫,同样是湿热体质,为什么人跟人症状大不一样呢?"

这太正常了,当湿热之邪犯体的时候,它一定会往一个人身体最虚弱的地方去。就像小偷偷东西一样,小偷是一个外邪,你是一个主人。他要偷你家的东西,就会找个地方作为突破口。当然是选家里最薄弱的地方作为突破口。同样,外邪犯体,它会通过你的五脏六腑,如果你哪个脏器比较弱或者说功能比较差,它就会把那个脏器当成突破口。所以,有人表现的是肝胆湿热,有人表现的是胃肠湿热,有人表现的是下焦湿热……

其实,清热利湿的食物还有很多,比如说生菜、马齿苋、西瓜皮、蕨菜、茵陈等。当然,湿热体质的朋友更应该忌口,热性的食物要少吃或尽量不吃,比如说羊肉、鸡肉等。如果要用一句话来概括一下,我建议湿热体质的朋友做一段时间的素食主义者。山里的和尚吃什么您就吃什么,这样最好。因为肉类生痰生热。别觉得不吃肉难受,您可以换种方式想一想,不能吃肉喝酒,说明您跟佛有缘啊!

7)泥鳅炖豆腐,清热祛湿:泥鳅500克去鳃及内脏,冲洗干净,放入锅中,加清水,煮至半熟,再加豆腐250克,食盐适量,炖至熟烂即成。可清热利湿。

8)清热祛湿的绿豆藕:粗壮肥藕1节,去皮,冲洗干净备用;绿豆50克,用清水浸泡后取出,装入藕孔内,放入锅中,加清水炖至熟透,调以食盐进食,可清热解毒,明目止渴。

(2)湿热体质药物疗法

湿热体质的调体方法为分消湿浊,清泻伏火。代表方为龙胆泻肝丸、泻黄散、泻青丸、甘露消毒丹等,常用药物有藿香、山栀、石膏、甘草、黄连、黄柏、土茯苓、防风、龙胆草、茵陈、大黄、黄芩、苦参、地骨皮、贝母、石斛、茯苓、泽泻等。

口苦、易怒、偏头疼,吃点龙胆泻肝丸。当湿热侵犯到肝胆的时候,人就会表现为烦躁、易怒、口苦,这时候,吃点龙胆泻肝丸就好了。我提醒大家,湿热分为很多证型,有的人是脾胃湿热,有的人表现在肝胆湿热,有的则是下焦湿热。我这里有个病人,他的表现是肝胆湿热,几乎都快成为抑郁症了,刚开始的时候就有点儿口苦心悸,睡觉的时候不安稳,看了五年病,心悸没有好,现在又多了头痛、胁胀痛,钱没少花,病越治越重,检查又没查出异常,后来就被诊断为抑郁症、精神病,自己也怀疑得了不治之症。

他找我看病的时候,还说自己头两侧痛,胁痛,心慌胸闷,舌质红,舌苔厚。胁部和头两侧是肝胆经的循行路线,所以很明显是肝胆湿热,就是吃十年抗心脏病和抗头痛药也不会痊愈。我让他吃龙胆泻肝汤,三天就基本痊愈了。用他的话说:"很多年了,没这么舒服过!"所以,大家如果有口苦、烦躁、易怒、头跳痛、想吃清淡饮食、下焦潮湿、带下色黄量多,舌质红,舌苔厚,可用龙胆泻肝丸,照说明服用就可。这个方子专清肝胆实火,利下焦湿热。

(3)湿热体质运动疗法

现在说一说湿热体质人群的起居和运动吧。湿热体质的人首先要会避暑湿。因为同气相求的原因,湿热体质的人七八月份最难熬了。这个时候,地气上为云,天气下为雨,天上太阳蒸发得越厉害,地上的水汽就越往天上跑,所以暴雨经常出现是在夏天,它形成一个又湿又热的天气,所以这类病人到了夏天的时候,生活是很难受的,吃饭基本吃不进去,几乎都是靠吃西瓜过日子。住的地方最好要阴凉通风。在运动方面,湿热体质的人在气温太高的时候最好不要外出,或者不要在户外待太久。当然,天气不热的时候,那就得运动了。

在运动强度方面,因为湿和热黏腻难除,所以运动强度要适当加大一点。我讲了很多体质的运动,唯独湿热体质患者的运动强度要大一点。当然,这类人平时也是不太喜欢运动的,我建议,在早晨早一点去运动最好。避免居住在低洼潮湿的地方,居住环境宜干燥,通风。不要熬夜、过于劳累。盛夏暑湿较重的季节,减少户外活动的时间。保持充足而有规律的睡眠。适度地做些大强度、大运动量的锻炼,如中长跑、游泳、爬山、各种球类、武术等。夏天由于气温高、湿度大,最好选择在清晨或傍晚较凉爽时锻炼。

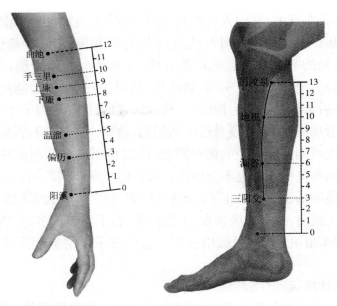

（4）单纯湿热体质用什么枕头最好

如果您是单纯的湿热体质的话，可以去买点绿豆皮，然后加点菊花做个枕头，清热利湿效果很好。

另外，按压曲池穴效果也同样很好。曲池穴就在我们肘横纹的尽头凹陷处。另一个是阴陵泉，阴陵泉清热利湿效果也相当好。这两个穴位每天晚上各按两三分钟就可以了。

吕大夫温馨提示：

需要提醒的是，上节我讲痰湿体质的人群，舌体是胖大的，苔是白黏腻的，但是湿热体质的人，虽然体内也有湿，但是湿中有热（痰湿是湿中偏寒），两者是不一样的。

湿热体质的人不生病还好，一生病病程就会相对较长。这类体质在中医上有个比较专业但不难理解的词叫"如油裹面"，好像是我们把油混合到面里去，你想把面里的油（湿邪）给清理出去，难！你清了湿，热好像又重了；你清了热，湿又重了。所以，有句话叫"千寒易除，一湿难祛。湿性黏浊，如油入面"，就是这个道理。因此，要想把湿热体质调理过来，必须双管齐下，祛湿清热一同进行。

气郁体质养生

1. 气郁体质的表现

例1　大夫，我活不成了

曾经，我们这儿来了这样一位老妈妈，她的第一句话令在场的人吓了一跳。

她一进门看见我就说："大夫，我活不成了。"经询问才知道，这位阿姨今年65岁，自己感觉全身胀痛，有时在腹部这儿鼓一个疙瘩，那儿鼓一个疙瘩，没一个地方舒服。我微微一笑，请阿姨坐下。"阿姨，您先请坐，放松一下，哪儿不舒服咱慢慢看"。因为很难受，她就怀疑自己得了重病，得了癌症，已到各大医院诊治过，光检查单就掏出厚厚一沓，可是检查单也没有明显异常啊，这是怎么回事？

摸了摸脉，阿姨脉弦紧，且面色有些暗，脸上斑块儿较多。我就问："阿姨是不是这段时间心情不太好？"她顿了一顿，没怎么吱声。她闺女在旁边说道："我妈这几天老说自己活不成了，查各项指标都正常，这一直以来都在我弟家带孩子，是累的吗？""儿子媳妇都对我很好，是我自己有毛病，大夫！"老人赶快解释，但眼角流下了眼泪。说到这儿我已经明白一二了，阿姨这属于典型的肝郁气滞型。老人们把我们养大已到了气血俱虚的年纪了，这个时候如果每天再带个孩子，身体累不说，光是孩子整天哭闹就把老人折腾坏了。再加上儿子儿媳天天忙着上班，看到孩子忙碌，家里三餐、洗涮老人全揽下，有时还怕做得不好会招来儿媳的不满，有苦也不愿意诉，只能憋在心里，这样长期下去不生病才怪呢！其实我门诊这样的老人很多，隐忍着病痛默默地为孩子奉献自己。

中医常讲"百病源于气"，而气和肝有着密切的联系。肝主疏泄气机，肝的疏泄功能正常则全身各脏腑经络之气得以调畅，气血和调。如果情绪不顺畅，没能及时发泄出来，闷在心里，时间长了会导致各种各样的病，比如甲状腺结节、甲状腺增生、子宫肌瘤等。到老年时还非常容易得各种肿瘤、癌症。中医在临床治疗中往往加入一些理气舒肝的药，会得到意想不到的效果，但最重要的是去除致病因素。专家统计，人的健康按 100 分计算，父母遗传占 15%，社会环境占 10%，自然环境占 7%，医疗条件占 8%，生活方式占 60%。（2009 年中华医学会健康大讲堂《钟南山谈慢性呼吸病的保健》）所以，很多时候，大夫看病很无奈，患者把所有希望都寄托于大夫，大夫尽心尽力，有时疗效却不让人满意。

例 2　想哭也是病

有这样一个病例，说出来大家可能对她不能理解，可这确实是一种需要治疗的病。

她，30 多岁，相貌干净俊秀，穿着也很得体，一看就是很讲究的人。可全家人陪她来看病，主诉却是她天天想哭，眼睛常含着泪花，这种情况已多年，稍不顺心就会泪如雨下。再看这一家子，丈夫是公务员，大儿子上五年级，小儿子上幼儿园。她不需要工作，只是在家做好一天三顿饭，照顾好孩子就行了，可她为什么每天都想哭呢？作为一个全职太太，这种看似清闲的家庭工作实在不能使女人发挥自己的才能，长期蜗居在家里，没有一丝工作上的成就感。丈夫、孩子回家，在外面劳累了一天，稍有不顺心的事回到家就向她发脾气，而没有顾及她的情感疏泄。时间长了心情容易抑郁，就会胡思乱想，觉得自己就是一个保姆，除此之外毫无用处，整天还怀疑这个怀疑那个。这样的人大多会出现精神恍惚、心中烦乱、睡眠不安，甚至导致心灵扭曲而做出一些傻事。这都是因为思虑劳神太过，暗耗心阴，心阴不足，神不守舍，并且这些人敢怒不敢言，肝气长期郁滞，不能得到很好的疏泄。临床上治疗此类疾病，我常以甘麦大枣汤为基础方进行加减。现代医学研究表明，此类疾病大多归于神经衰弱、心脏神经官能症、围绝经期综合征等疾病。

例 3　都是"小三"惹的祸

有位患者来找我看病，她说她每天晚上都害怕得睡不着觉，不敢闭眼。看着她急切的样子，我问她如果闭上眼会怎样害怕呢？

她给我讲了她的家事，原来她的老公有了外遇，经过调解之后虽然婚没离,但他们的生活却没有以前那样甜蜜了。现在她每天都担心老公是否与"小三"还有联系。在这样担惊受怕的阴影下,她对"小三"产生了仇恨。每天晚上只要一闭眼她就害怕,因为眼前老是浮现老公和"小三"的画面。听到这儿我也差不多知道了她病的缘由。

中医上讲,肾五行属水,肝在五行属木,《黄帝内经》上有"恐伤肾,怒伤肝"的说法。整天提心吊胆、担惊受怕地生活,长时间下去就会伤及肾气、肾精,肾气肾精不足则水不涵木,导致肝失疏泄。长期的生气愤怒导致肝气不能升发,郁而化火,火热内扰而失眠。这种失眠就属于肝气郁结、郁而化火型,常表现为情绪压抑、郁闷,容易急躁、发火。除了睡不着觉之外,有的还伴有胁肋胀痛、胸闷气短、舌红、苔黄、脉弦数等。

治疗此类疾病我常以柴胡疏肝散加味,而对这位患者我又额外加了补肾的药,有桑葚、山茱萸等,病人反映疗效佳。但要想从根本上治愈,还必须把事情彻底解决。临床上这种病更多的是情志不畅,所以调畅情志是治疗大法。不管时代如何变迁,女性仍应以柔为德。由于生理原因,经带胎产一直在耗女性精血,不论精力、体力,女性均难与男性抗衡。但家庭、孩子、职场都需要女性柔弱的身体有一个强大的内心,我希望女同胞自强自立,特别是经济的独立,不能把所有的精力全放在丈夫和家庭上,一旦老公背叛,如灭顶之灾。有自己的爱好,有自己的追求,有自己的人格特征,有某种吸引爱人的特质,可能更益于家庭的稳定。这里写体质,但我确实已接触十余位女性因男性不贞而精神抑郁的病例,就多说了两句。

例4 为爱殉情是哪般

我们经常在各种报道上看到跳楼、跳河殉情的,恋人双方喝药的等。在现实中,爱情是美好而值得向往的,我们每个人都可以在爱情的殿堂里自由地抒发情感,但是却不能完全沉迷于此,最后弄得身心俱疲,犹如走火入魔。

我在急诊科学习的时候,有这样一个男孩让我记忆犹新。他是新乡的一位患者,整天闷闷不乐,什么事都不想做,整天念叨着:"女朋友走了,我要和她一起走。"时间长了,偶然的一次,他的家长不在家,他竟然从自家房顶上跳了下来。在急诊室里他还是说着同样的话:"要和女朋友一起走。"原来是他和女朋友一起外出游玩的路上出了车祸,女朋友就这样没了生命。他一直自责,悔恨自己当初强烈要求一块儿出去玩,现在过不了心里这道坎,好像和他女朋友一起走他才能得到解脱。我们为他爱情的执着感动,但在感动唏嘘不已的同时不得不对这样孩子的家长提出建议:首先带孩子出去散心,使孩子心情放松,转移注意力;还可以适当地运动,做一个倾听者,理解他,宽慰他,给他依靠,且一定要守在他身边。同时让孩子扩大交际圈,认识一些新的朋友等。

问他有什么症状,他不情愿地说:"喜欢出长气,胸胁、小腹胀满疼痛,感觉有股气走窜不定,还常伴随嗳气、肠鸣,咽喉好像还有类似痰的东西,咳也咳不出来,咽也咽不下去。并且这些症状在情绪极度不好的时候会加重。"患者这些症状多是因精神刺激,情志不遂,忧郁悲伤,思虑过度,导致气机郁滞,经气不利,血行不畅,气血失和,则见胀痛窜痛,气郁生痰,痰气搏结于咽喉,可见咽部有异物感,吞之不下、吐之不出。我给他一些舒肝理气的药物,但这只是一方面,更重要的是自己打开心结。作为他自己本人,也应当适当给自己减压,多参加一些社会活动,多读积极、富有乐趣的书籍,多听一些轻快、明朗的音乐。在临床上我常让这些人参加基督教会活动,或者学习佛教、道教一些正能量的东西。

气郁体质的人更多的是自己情绪的问题,舒畅情绪是根本,下面我们一起学习一下气郁体质方面的知识。

大家可能都发现了,现在身边患抑郁症、焦虑症、自闭症等的人越来越多。很多人因为压力过大,而出现自杀行为。上面这些从中医上来讲,都属于气郁体质。气郁体质的形成和先天的遗传有关系,父母怀孩子期间情绪不畅的话,就会传给子女。家庭氛围不好的话,孩子也会出现性格的封闭。当然,后天如果受到了意外的伤害,特别是幼年,孩子就会出现一个性格的偏离。比如说,有些人在工作中、生活中受到了什么打击,都觉得是很正常的,都会扛过去,但是气郁体质的人就接受不了,甚至会自杀。相信咱们身边都有很多这样的朋友,有的经常挨领导的骂,但是整天嘻嘻哈哈的不放在心上,但是有的就回家摔东西、吵家人等。

气郁体质的人形体上大多比较瘦弱,性格内向,还伴有失眠多梦、食欲不振,最喜欢的就是叹气发愁。对精神应激能力差,常忧郁不乐,易惊悸,失眠多梦,食欲不振,喜叹息,或咽中异物感,或胁胀窜痛,易患郁证、脏躁、百合病、梅核气、不寐、癫证等。由于气郁则血瘀,故多伴甲紫舌暗;气有余便是火,所以又时时烦躁易怒,坐卧不安。

2.气郁体质的成因

(1)情志不畅

前一段我碰到一个咽炎病人,他问我自己会不会得咽癌、喉癌,我当时就问他,怎么会有这样的想法? 病人说,自己老觉得咽喉里有个东西,咳也咳不出来,咽也咽不进去,可是去做喉镜也没有发现什么问题。但是最近,自己的病情好像比以前重了,咽喉部两侧有胀痛感。

还有一位中年女性有一天在我门诊上跟我诉苦,说自己的母亲不知道是怎么回事,整天觉得身体里气到处窜腾,今天这儿疼,明天那儿疼,还经常感觉到胸闷、气短,晚上睡不着觉。这位女性的妈妈经常跟孩子们说自己的"大限"快到了,整得全家人都不安心,很折腾人。

其实,这类病人没有特别严重的疾病,就像咱们中国古代有些成语故事一样"杞人忧天"、"杯弓蛇影",都是自己心里乱想,想出来的病。

这类人生病主要与情绪有关,管理情绪的脏腑是肝胆,因为肝属木,主生发,主调节情志,如果一个人遇到不顺心的事情时心里搁气了,该往外疏通时没有疏通,该往外散时没有散,那就会出问题。比如说,有的人生点儿小闷气,长期瘀滞在心里面,就会诱发肝气郁结。如果是大事放不开,就更麻烦。我碰到一位患者,爱人突然去世,三年后,她因胆管癌住院手术。这就是由气郁导致气结,由气结导致气血瘀阻,气血瘀阻时间长了,形成坏血,坏血瘀积久了,形成败血恶血。

(2)肝血不足,易气郁

对外在的事情缺少决断能力,对常发的突发的小事耿耿于怀,这都是外因;气郁体质的内因还是肝血不足。我经常给大家举一个例子,我说小孩子的气血特别充沛,是生长活泼之体。当爸妈的怎么吵他们都没有关系,前面吵,后面就会忘记了,一扭头,该怎么撒欢还是怎么撒欢,啥事儿也没发生似的。但是,老人你就不要吵了,因为老人气血不够。到了50岁的时候,肝叶就薄了,藏血就不够了,情志就不好调理了。所以家里有老人,孩子说他们一句,可能是很无心之语,他就会掉泪难过,然后把这个话一直记着。有很多老年人找我看病的时候,都会跟我说,自己的儿子怎么样怎么样,怎么能这样说老人呢? 有时候当儿女的也蛮委屈的,说没有这样说过父母啊。其实,这就是肝血不足,不能很好地调畅情志使然。因此,当儿女的知道这种情况,就不要觉得父母有时固执了,不与时俱进了,有时行为有点让人想不通了,其实,都是内因起的作用。

所以,我们对待老年人要孝顺,怎么孝顺?顺着他就是孝。老人一开心,不生病,年轻人没有后顾之忧,就能积极工作了。谁家父母身体不适,谁都难以安心做事,母(父)子血脉相连,能不揪心吗?所以,聪明的你,要想让父母晚年开心,那就先行孝心。行孝有很多方式,我倒赞成老人有个健康的爱好,如钓鱼、养花、学中医养生、写字、练气功、宗教信仰……身心快乐才是真正的快乐。

(3)血瘀也会气滞

血瘀的时候也会导致气郁。气为血之帅,气行则血行!反过来,血瘀阻遏经络,也会阻碍气的运行,引起气滞,气滞的话又反过来会造成血瘀。这样就会加重疾病,导致气血瘀阻,表现出的症状就是胸腹胀闷、烦躁不安、痛有定处等。

3. 气郁体质调养方案

(1)气郁体质食疗方

1)气郁体质多吃芹菜叶:气郁体质的人群,在治疗的时候一方面要调体质,另一方面要改掉不良的生活方式。在调体质的时候,要注意多吃蔬菜。大家看看蔬菜的"蔬",上面是一个"草",下面是一个疏通的"疏",它有疏理的作用,可以行气解郁。这类人群,我最喜欢让他们吃的就是芹菜叶子,开水余一下,再用醋、香油凉拌一下,也可以根据个人口味放1~3克小茴香、八角、丁香等香辛料,一次吃上半斤,会感到肠胃舒适通畅,心情轻松愉悦。

2)气郁便秘,每天半根白萝卜:白萝卜也蛮好,可以行气,还可以去大便的燥干。

"肺与大肠相表里",气顺了,心情自然就好了,大便也就不干了。我在门诊上就碰到过一个80多岁的老太太,她属于越老越"激进"的那种人,性格有点倔,啥事儿都看不惯,便秘怎么治也治不好。后来我让她每天半根白萝卜,吃了之后,便秘问题解决了,也不怎么跟家人较真儿了。

3)气得"七窍冒烟"时,试试"熄火"茶:气在身体郁积久了,容易化火,火性炎上,在情志表现上容易"发火",在头面容易生疖肿、痤疮。如果大家气得"老发火、老上火",可以用蒲公英一次30～60克泡茶饮用,药店有售。能采来鲜品的话,也可以一次1斤炒菜吃。蒲公英性凉,入肝、胃经,特别是对于一生气就胃痛、腹胀、消化性溃疡、乳房肿块结节的朋友,都能使用。吃多长时间呢? 吃得身体舒适、不烦躁就可以了。

《本草新编》言:"蒲公英,至贱而有大功,惜世人不知用之……其气甚平,既能泻火,又不损土,可以常服久服而无碍。"现代研究表明蒲公英有杀菌抗炎、保肝利胆的作用。

如果烦躁易怒,目赤不明,也可以决明子10克、桑叶10克、菊花10克、薄荷5克泡茶饮,它们有疏肝解郁、平抑肝阳、清肝明目的作用。

4)解气郁的食物:其实,疏肝解郁的食物很多。我再给大家列举一些,所谓众口难调嘛,大家选一种自己喜欢的即可。但气郁体质的人应尽量避免寒凉之品。

▲忘忧草:忘忧草,民间又叫疗愁花、黄花菜等。《本草纲目》中说,忘忧草可"祛湿利水,除湿通淋,止渴消烦,开胸开膈;令人心平气和,无忧郁。"陈皮,也就是晒干了的橘子皮,也可以行气解郁,平时用它泡水,或者熬橘皮粥都可以。市场上还有一种"九制陈皮",当情绪不好时,也可以用它泡茶或放口中噙含。有些同志情绪不好时,总喜欢吃零食缓解,一年后,体重多了20斤,又生新的懊恼,因此,不如用这个方法,既能缓解情绪,又不发胖。还有佛手,行气效果也不错,但是,行气药材在行气时也耗气,所以,中病即止,不必久服。

▲白萝卜:我们常用的食材里面,最常见的就是白萝卜。气郁的人,首先会影响到肝脏,导致肝气郁结。而肝木容易克脾土,所以生气的时候有些人表现的是不想吃饭。这时候,可以炒点白萝卜吃。还有神曲,以前老人们做米酒、发面会用到神曲,因为它具有散气调中、和胃化痰的作用。生气吃不下饭也可以用它泡水喝。面筋也不错,也有宽中行气的作用。

▲洋葱:洋葱调节脾胃气机也很好,许多人吃完两小时就能排除浊气,而且无副作用。当然,绿色蔬菜一般都有疏理气机、解除瘀滞的作用,所以气郁体质的人不妨大量食用绿色蔬菜。

▲玫瑰花:气郁体质的人可常用玫瑰花泡茶喝。玫瑰花味辛、甘,性微温。玫瑰花泡茶,具有理气解郁、活血散瘀、调经止痛的功效;温养心

肝血脉,舒发体内郁气,起到镇静、安抚、抗抑郁的作用。玫瑰花含丰富的维生素,能抗衰老,并能消除疲劳和促进伤口愈合。我们平时所说的脸色不好或脸上长斑、月经失调、痛经等症状,都与气血运行失常,瘀滞于子宫或面部有关。

泡玫瑰花的时候,可依个人口味,加冰糖或蜂蜜,以减少玫瑰花的涩味。泡玫瑰花时最好不用 100℃的开水泡,75℃~90℃的水最合适。每次冲泡时不宜放多,3~5 朵为宜。还有一味中药,叫鸡骨草,甘,苦,凉,归肝、胃经,疏肝解郁功效也很好。但脾胃虚弱,阳虚、痰湿体质禁用。我临床常用鸡骨草 5 克,玫瑰花 5 克,枣仁 10 克,佛手 3 克,给气郁体质者当药茶饮用。

5)气郁体质食疗方。

▲橘皮粥:橘皮 50 克,研细末备用;粳米 100 克,淘洗干净,放入锅内,加清水,煮至粥将成时,加入橘皮 5~10 克,再煮 10 分钟即成。本品理气运脾,用于脘腹胀满、不思饮食。

▲菊花鸡肝汤:银耳 15 克洗净撕成小片,清水浸泡待用;菊花 10 克、茉莉花 24 朵温水洗净;鸡肝 100 克洗净切薄片备用。将水烧沸,先入料酒、姜汁、食盐,随即下入银耳及鸡肝,烧沸,打去浮沫,待鸡肝熟,调味,再入菊花、茉莉花烧沸即可。佐餐食用可疏肝清热,健脾宁心。

(2)气郁体质按摩穴位

1)气郁的朋友,有事儿没事儿按摩按摩两胁:大家生气的时候,两胁总会胀胀的,闷闷的,甚者肝区疼痛,时间久了,就有人怀疑是不是得肝病了,可是检查什么事也没有。也有些同志转氨酶会有所增高,但既没有肝炎病史,也没有药物损伤肝脏病史,为什么会肝脏损伤呢?这个时候,吃一些疏肝理气养肝的中草药,效果很好。没事时也可以用两个手掌按摩两胁,有行气的作用。

2)泡脚时揉一揉太冲穴:如果您每天晚上有热水泡脚的习惯,还可以顺便揉一揉脚面上的太冲穴,解压消气效果特别好。太冲穴在脚背上,第一跖骨间隙的后方凹陷处,脚的大拇趾和第二趾趾缝往上约 2 个手指宽的距离。太冲穴若按压时有压痛感,那说明肝气不舒。如果没有也不妨多按揉,因为有时麻木、气血不通等也可能导致没有压痛感。按揉时用力应以适度微痛为宜,切忌用力过大,导致皮下瘀血。按压后可以喝少量的水,以助代谢。

太冲穴在人体定位如右图：

3）有事儿没事儿按按膻中穴：中医认为"气会膻中"，如果您感觉压抑、想不开老想叹息，可以按揉膻中穴，它对气郁引起的胸闷、压抑等效果很好。膻中穴位于胸部，常按揉膻中穴具有理气活血通络、调节神经功能和消化系统功能等功效，也有很好的保健、防病、祛病功效。

膻中穴的定位如下图：

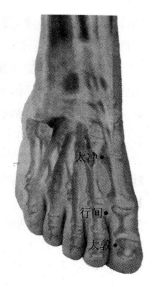

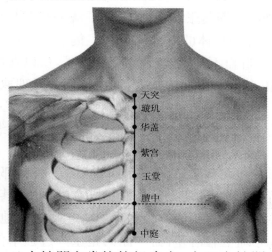

4）女性朋友常按按极泉穴：由于女性朋友的特殊生理结构，所以经常会出现情绪上的问题，尤其是在行经的前几天，情绪不稳定，急躁易怒，这时候按按腋窝下的极泉穴会让心情舒畅些。极泉穴定位如下：

上面这些方法，每天随意按摩，按摩得舒服就行了。说了这么多，但我的根本目的只有一个，就是让气郁体质的人都能想开些、看开些，要不然，就会变生许多疾病。

（3）气郁体质的起居和运动疗法

气郁体质的人宜居所宽阔，物品不宜太多，简洁明快，室内适当配以绿色植物；适合早起运动，做第八套广播体操，特别是最后一节跳跃运动。当我们手向上舒展的时候，对两胁有按摩作用，利于肝胆经的舒畅；当手向下的时候，正好敲打大腿两侧足少阳胆经。中医学认为，人体的少阳经有运行气血的作用，

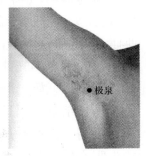

经络通畅则利于气机运行,而早晨又是人体一天气机生发的时候,天人相应原则,这个时候锻炼事半功倍。冬季可在室内锻炼,也可打太极,做八段锦、慢跑等运动,对缓解心情压抑都很好。

有条件的朋友尽量多室外运动,特别是春天时,去青山绿水间旅行踏青,对着山谷高呼,或发出"吼——嘿——"之音,以抒心中郁闷情绪,对一年的身体健康都有益。

(4)气郁体质的中成药疗法

1)女性气郁,吃点儿逍遥丸:说说咱们女性的问题吧!很多女性在月经前期那几天很容易出现经前期紧张综合征,说白了就是有点儿轻微的气郁。为什么呢?因为月经期身体的血都往子宫汇集了。子宫的血多了,肝脏的血自然就少了。肝血不足了,疏理作用就弱了,所以女性那几天就特容易发火发怒。很多男人不理解女人,觉得她们是无理取闹,其实这可是有源有头的事。如果男性在女人气郁的时候不但不关心她,还要跟她过不去,会进一步加重她的气血瘀滞,下一步就是痛经、月经紊乱了。

另外,产妇也最容易形成气郁体质。大家都听说过"产后抑郁症"吧?现代医学只发现产妇容易得抑郁症,但不知道原因在哪儿。其实,产妇生孩子,揣在腹中细心呵护近一年的一个小生命一旦呱呱坠地,伴随腹部一下子空了的感觉,心理上有落差;另一原因是生产过程中伴随着大量出血。孩子出来了,妈妈要适应带孩子的角色等许多新的事情。我们知道血是情绪的物质基础,这样,内在气血不足,心情空落,外在要适应新的角色,如果再碰上一些不顺心的家务琐事,很容易造成气郁。所以,产妇在坐月子的时候,要尽量顺着她,别跟她较劲儿,做丈夫的多哄哄,多点甜言蜜语,别把心思一个劲放到孩子身上,忘记了怀胎十月的老婆。因为产妇气郁的时候,不仅自己心情不好,还会传给孩子。严重者干脆就不下奶。肝经走乳房,生气了肝经不通畅,奶水就生不成,乳房还容易长结节。而且我认为生气的时候把奶汁喂给孩子,营养价值也不会特别高。曾经看过一些报道,奶牛厂里,为了让牛多出奶、奶汁好,就给牛听音乐。番茄地里种番茄,为了使番茄长得又大又红,就给番茄放点轻音乐,那样产出的番茄又好又有营养。

还有这样一个病例,一位刚退休的老师找我看病,我说您生活挺好,不知为什么一直心情不畅?一说这可让她掉泪了,说生孩子坐月子时生活多么艰苦，和大家一样一日三餐，婆婆没专门开过小灶，所以身体亏虚了，到现在一直不好；在单位又是领导，家长里短无处诉说，所以就一直不快乐。我说，根源不在婆婆，婆婆不做，可以对老公要求啊。她连连摇头，叙说老公的粗线条。所以，老婆坐月子期间，请老公拿出当年追老婆的热情，使老婆有"即使孩子出生了，还是老婆第一"的感觉。

百病源于气，气不顺了，就容易气郁。治疗气郁体质的时候，大家可以吃点中成药——逍遥散，它具有疏肝、健脾、补血的作用。如果有的人不仅气郁，还觉得有闷热感或者燥热感的话，可以吃加味逍遥散（也叫丹栀逍遥散）。加味逍遥散是在逍遥散的基础上，加上了丹皮和栀子，可以清泻热火。现在逍遥丸有很多种剂型，有的卖得很贵，但是在我们中医传统的配方里，这种药的配方组成都是一样的，我建议只要是正规厂家，对于老百姓来说是越便宜的越好。

如果女性朋友们在来月经之前爱发怒、生气，自己感觉身上的气到处乱窜、压抑不住，也可以照说明吃几天逍遥丸。

2）男人气郁，可吃柴胡疏肝解郁丸：上天是公平的，女性虽然容易气郁，但是也相对好治一些。因为女性虽然经常失血，但是造血功能也相对好些。男士们虽然不容易气郁，但是一旦气郁的话调理起来就要麻烦一些。我门诊室曾经有一个男性病人，找我看病的时候，说自己喉咙里有东西，怎么都取不出来。这个人是做生意的，他说刚开始有小房子时想要大房子，有大房子时想要别墅。现在房子多了，和老婆是各住一套，从来没快乐过。

男人气郁的时候，除了疏肝理气外，还要知道抒发情致。有一个中成药叫柴胡疏肝解郁丸，压力大的男士可以坚持吃一段时间。另外，逍遥丸也不是女人的专利，男士有时想不开，吃了也有帮助。

记得一次我家先生双颊长痤疮，问我怎么办，我知道他那段时间心不静，就说你吃点逍遥丸呗。他吃了一周，痤疮下去了，倒回头指着逍遥丸瓶子让我看："你什么中医先生？这上面明明写着治疗女性月经不调，你让我吃？"哎呀，我是秀才遇到兵，有理说不清，所以，后来给病人开药时会反复解释，中药应用面广，只要理对，治好病就行。例如肝气郁结有很多种表现，说明书一般只说最典型症状，还有其他症状只要符合肝气郁结这个理儿，就可以用这个药，这在我们医学里叫"异病同治"。

4. 中医上的"百合病"

中医有种病名叫"百合病",得这种病的人经常默默不言,精神恍惚不定,感觉坐不能坐,卧不能卧,想吃饭,有时感觉饮食甚好,有时饭到口边又不想吃,说热也不热,说冷也不冷,做什么事都觉得百无聊赖,不知道干什么好。《金匮要略》中就说:"百合病者,百脉一宗,悉致其病也。意欲食复不能食,常默默,欲卧不能卧,欲行不能行,欲饮食,或有美时,或有不用闻食嗅时。"除了这些表现,还经常口苦,小便赤,脉微数,平日多思不断,情志不遂,或者有突遇不幸惊吓之事,常萦绕心中的病史。因为用百合治疗起来效果特别好,所以起名叫百合病。这类人,平时坚持吃百合效果就很好,可以用它熬粥,也可以百合炒西芹。百合病的病理基础是心肺阴液不足,虚热内扰,心神不定。百合有润肺清心、益气安神的作用。有一年秋天因突发燥咳,正好友人采来鲜百合若干,我道真乃及时雨也。于是就用两团百合洗净煮水饮。其味淡甜甘润,汤下肚不到5分钟,手脚心皮肤发热,微汗,呼吸道似乎不那么燥了。晚上再饮,仍感觉如上,于是查各本草版本解读。《本经》言:"主邪气腹胀,心痛,利大小便,补中益气。"《日华子本草》言:"安心定胆益智养五脏"。《本草纲目拾遗》说:"清痰火,补虚损。"《随息居饮食谱》说:"润肺补胃,清心定魄息惊,泽肤通乳,辟清邪利二便,下平脚气,上理咽喉。"总之,中药学教材总结的是润肺止咳,清心安神。细想想,中药如此难学,可能是古人太惜笔墨纸砚,百合之功效,自我感觉是将身体心肺之热下导四肢之末,或将体内之热驱至体表,能通达上、中、下三焦和由里达表之功。心肺之热外达,燥热减少,热除则肺润心宁,因通利三焦而使气血运行通畅,情志舒缓和畅,所以也能上理咽喉,下平脚气。脾喜燥恶湿,喜温恶寒,所以如无心肺烦热不宁者多服则易生痰。所以,当您心烦气躁,心情纠结不爽时,吃百合有散热解结、使气机通畅之功效。

百合花纯洁、高雅、静美,芳香清心,我个人则喜欢每周插花一枝怡娱心情。挑花时选多头的,有3～5个花朵,能慢慢地开7～10天,温度低时花期相对长。花不在多,一枝淡香足矣,香气太浓则耗人体正气。顺便说一下,天然的植物芳香可以悦脾芳心,给人美好的感官享受,但化学合成的香水大家少用,我们中国人,多食植物,有一种自然体香,平时无须特别用香水。体质不好的、气虚的朋友就更不要使用化学香水了。记得一则报道,某女用过浓香水,结果办公室同志被毒倒一半,不能工作,公司不得不下令上班期间不许用香水。你看我们中医理论无处不在,行气药多芳香,行气必耗气,所以,过香必损气。那香水怎么用呢？你用了身心愉快,感觉美好,那你就适合。你用了就恶心、头晕,说明再好也不要使用。

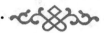

吕大夫温馨提示：

　　养生的最佳境界是：静其心,劳其身,少思虑,多运动。俗话说：日出东山落西山,愁也一天,喜也一天。凡事不钻牛角尖,人也舒坦,心也舒坦。过去的事就让它过去,我们何必为了已经成为历史的东西而伤了活在现在的自己？活在当下,过好现在的每一天。与人相处,莫以己为中心,多行善事,莫计较回报。最好的医生是自己,自己要对自己的身体负责,不要等到生病的时候才开始防病。

特禀体质养生

1. 特禀体质的表现

例 1　卖家不让我试衣服

大家都知道，卖衣服最烦的是只试不买的顾客了，可是大家不知道卖家最怕的是无缘招惹是非的人，而我的这位患者每次的无心，都令商家很害怕。因为她是过敏体质，有皮肤划痕症，只能穿质地柔软的内衣，衣物稍粗糙，皮肤就大片荨麻疹，严重时夏天吃饭出出汗，皮肤就会随着汗液流淌出现红色条状肿起。自己知道自己的毛病，但每次看到心仪的衣服还是会动心，总要试一试，试完之后指着身上的红片给卖家看，卖家总是找各种她穿着不适合的理由，赶快把她打发走，最终的意思是怕她找麻烦。她也很无奈，心想怎么会得了这种怪病呢？

皮肤划痕症分两种，一种叫单纯性皮肤划痕症，属于生理性的体质异常反应；另一种叫症状性皮肤划痕症，常见于过敏体质的年轻人。而这位患者就属于后者，当皮肤受外界物理性刺激后会发生变态反应，而她所试的衣服就是其过敏原。病不是无缘无故来的，可能是因为她在减肥过程中整天吃得少消耗得多，营养不够，气血不足，再加上服用一些减肥药，消耗人体的正气，中医上常说"正气存内，邪不可干"，现在正气不足了，邪气自然找上门来。免疫系统受到袭击则各种变态反应就会出现了，究其原因就在这里。

她找我本无意看过敏，本想针灸减肥的。根据患者要求，针灸治疗月余，肥减得不多，但皮肤划痕症显著减轻。对于过敏体质，我们在保证正气存内的同时，还要远离一些过敏原，如勿在室内放置花卉，保持室内清洁、干燥，对可疑物质尽量避免接触等。

例2 碘伏差点要了我的命

前几天科室小姑娘跟我说："主任，碘伏的药力实在太大了吧？""何出此言呢？"接下来她讲了她妈妈的事。她妈妈得了妇科疾病，需要做手术。妇科手术前外阴消毒用了碘伏。可惜的是使用前她不知道自己对碘伏过敏，消毒后到了晚上瘙痒无比，整个外阴红肿，用冷水泡洗才稍感舒服。为什么会出现这种症状呢？

碘伏作为一种广谱化学杀菌药物，具有一定的杀毒作用，但碘伏对黏膜有明显的刺激作用，少数人会有过敏反应，所以大家使用前应检查自己对其是否过敏。另外，对于现在的许多药品，比如一些非处方类药，都可以放在家里备用，在这里提醒大家，使用任何药品都应慎重。"小心驶得万年船"，对于我们医护工作者，我们应当对病人的各种情况加以了解，然后再处方用药，这样既有效地治疗了疾病，又避免了医患矛盾。

例3 我对芹菜过敏

我和一个朋友在一起聊天时，她跟我说："吃芹菜不是有利于降血压吗？我这吃芹菜倒吃出了毛病。"我很好奇便问她为什么这样说。原来是她知道吃芹菜降压，而自己本身又是高血压患者，所以她就经常吃芹菜。可吃着吃着，她发现尤其是在夏天，只要她出门回到家里，凡是身体露在外面的部分都会长疹子，很小很红但不痒，看着毕竟不好看，所以她就尽量不出去。那一段时间她便吃芹菜少了，疹子反而减轻了，这是为什么呢？

我查了查关于芹菜的一些知识，芹菜分为旱芹、水芹和西芹。我们常买的也就是旱芹和西芹，功能相近。它富含蛋白质、碳水化合物、胡萝卜素、B族维生素、钙、磷、铁、钠等。中医认为芹菜性甘凉，具有清热利尿、降压祛脂等功效，可辅助治疗早期高血压、高血脂、支气管炎、肺伤咳嗽、头痛、失眠、经血过多、功能性子宫出血等。其实不只芹菜，人们常吃的菠菜、莴苣等都是光敏性蔬菜。人吃了这些蔬菜后，体内的光敏性物质达到一定浓度时，经过阳光照射，就容易导致光敏性物质代谢障碍，诱发皮炎。如果您有过敏史，这些蔬菜要少吃，当然，可能您不是过敏体质，但过量食用光敏性蔬菜，也会导致皮炎的发生。

例4 我害怕蚊子

现在过敏体质的人越来越多，并且表现也各种各样，比如有的人即使不感冒也经常鼻塞、打喷嚏、流鼻涕，容易患哮喘，容易对药物、食物、气味、花粉、季节过敏，有的人还对螨虫过敏。再说有一个小孩子，只要被蚊子碰到，没有叮到就全身瘙痒多天。他自己夸张地说："只要蚊子的翅膀碰到我，我就全身瘙痒起红疹。"用现代说法就是对蚊子过敏，只要不被蚊子碰到就行，但这怎么可能呢？

西医对这些过敏体质的人都说是由遗传基因，或是身体缺陷，或是免疫力低下导致。往往也只用一些抗过敏药物、抗生素、激素或者提高免疫力的药物，效果往往不是太好。中医对这些因外物接触而引起的多种皮肤病，往往根据患者身体情况辨证选方，随证加减。临床上也有医家用玉屏风散作为基础方进行加减。正如方名一样，屏蔽一切外邪，玉屏风散被誉为"中医抗过敏药""中医免疫力增强剂"，但这个方剂是以气虚为病因病机才能使用，主治卫气虚弱，腠理失固，毛窍疏松，容易感受外邪。方中黄芪擅补脾肺之气，白术益气健脾，防风升阳祛风。现代研究表明此方多用于治疗或预防小儿及成人反复发作性呼吸道疾病、过敏性鼻炎、慢性荨麻疹、过敏性皮炎、支气管哮喘、肾小球肾炎等疾病。但是其他病因引起的过敏就不适用了，临床要因人而异，随症加减变化。

从上面的例子中我们对特禀体质有了初步的了解。特禀，特殊禀赋，特禀体质是指由于遗传因素和先天因素所造成的特殊状态的体质，主要包括过敏体质、遗传病体质、胎传体质等。特禀体质的人很痛苦，进入春天会花粉过敏，咳喘不停；到了夏天的时候，又会对紫外线过敏，全身皮肤会坑坑巴巴的；进入秋天，可能又会患上过敏性鼻炎，鼻子天天不太透气；冬天也好不到哪里去，一受寒身上就会出现风疹，抓痒不适。

2. 特禀体质的成因

最常见的过敏体质就属于特禀体质，我曾经看过一个调查，说现在过敏性鼻炎的发病率已经达到了40%。我一直在思考，为什么过敏性鼻炎的发病率这么高？我小时候生活的十村八店，没听说有谁过敏。现在，中老年人就不说了，小到几岁的孩子都有。现代医学治疗过敏性鼻炎，以抗过敏为主，而中医还是以扶正祛邪为纲。中医学认为：正气存内，邪不可干，邪之所凑，其气必虚。

举一个发生在我身上的例子：我患过敏性鼻炎，很清楚诱因，5月1日准备考研，白天上班，晚上回家看孩子弹琴，夜晚8点钟去教室读书，真正用功是10月1日开始，基本晚上12点睡觉。翌年元月考试，整个冬天没有闭藏修养。第二年春天，早晨起床，只要有温差，就会打喷嚏，流鼻涕，后用补中益气汤加减治疗，现在基本痊愈，但只要夜晚学习到11点不休息，翌日还会患病，所以，到了冬天，非特殊情况，我是无论如何晚上10点钟都要休息的。

中医反复强调，冬天要闭藏，要养精血，要让阳气充沛。只有这样，第二年春天的时候，身体才会很好地生发，抵抗力才会增强。冬天闭藏得越好，春天生发得也就越好。种过地的人都知道，冬天的时候，如果天气该冷的时候不冷，第二年的收成一定不好，瑞雪兆丰年嘛。人身体也是一个道理。而且农民种地，不会让冬天的麦子长得太旺，当麦苗长势旺时，他会把羊群赶到地里，阻遏麦苗过快生长，只有这样，翌年麦穗才饱满。因为一粒种子的能量就这么多，都用来长麦秸，翌年麦穗灌浆就会不足。人也一样，元气就这么多，不养光用，很快就匮乏了。根据先天禀赋的不同，疾病表现各异，对于外界的不良刺激，身体里的细胞受不了的时候，就会表现出病理情况。

还有一些人过敏是跟感受邪气有关，比如说新房装修后乔迁新居，容易出现打喷嚏、流鼻涕、流眼泪，这是对装修材料过敏。还有一些人对鸡、鸭、鱼、虾等过敏。这些过敏反应其实是人体自我保护的一种形式。有人对冷空气过敏，这个人一定是个阳虚体质，把身体阳气调整好了，就不怕冷空气了。

对抗生素过敏的同志，也多是阳虚体质，因为抗生素寒凉，进入身体会进一步伤阳气，所以身体就要告诉你不能用。对粉尘过敏的同志肯定肺气虚，气管再也受不了污浊的东西了。妊娠早期呕吐，也是有选择的，我自己就有这方面经验，例如新鲜的蔬菜，放水里汆一下吃，不呕吐；吃含有防腐剂的食品，吃了就吐，胃自动会鉴定，不需要看说明。自己用馒头烤馍片吃，没事；吃有保质期的食物，会吐。爆米花含有铅，刚咽进去，立即就吐出来了。买现挤的牛奶回家煮，怎么喝都不吐，喝灌装好的就不行。哎呀，那段时间，我的胃成了鉴别真伪的试金石了。你看，人类为了繁育下一代，很精明聪慧的，特别是前三个月，胎儿重要脏器发育期，是不会让你胡乱吃的，所以怀孕前三个月反应最强。

出版社老师总问我：吕老师，还有什么秘笈没？不要保留啊！总想让我写点灵丹妙药，让大众一用就好，一吃就愈。哎呀，什么是"道"啊？就是按规律行事，身体一天天好起来，是自己养的；身体一天天变坏，也是自己造的。记住，你所得到的，都是你的付出应该得到的，不管是好还是坏。有因就有果，就像我，我想要文凭，付出了心血，得到了想得到的，但过劳了，伤了正气，冬天没修养好，翌年患病了。那有没有一个好的办法，既学习了，也不伤身体？有！大家可以早睡早起，夜晚 11 点以前睡觉，早晨 6 点钟起床，活动一下筋骨再做事，不伤身体。电视台的朋友找我录健康节目，说他们全部亚健康，简直是对他们节目的嘲讽。所有人都白天睡觉，夜晚工作，我说为什么不纠正呢？他说除非全台人都有这意识，齐心协力，愿意拿一周时间集体倒时差，这可能吗？那就只有继续痛苦并快乐地工作了。

因此，规律生活，日出而作，日落而息，常食五谷杂粮，顺时养身，不过劳，不过极，这样增强体质，可能强过任何灵丹妙药。

我的一个病人，原本身体很好，用他自个儿的话说，除了石头我消化不了，没有我不能吃的东西。但前一段时间，患上了荨麻疹。发病过程是中午在饭店酒肉海鲜饱腹，下午皮肤开始痒，夜晚继续畅饮，直到坐立不安，吸气困难去医院。找我的时候已经住院三个月了。看他脉滑数，舌红苔黄，告诉他："所有热性食品都不要吃了，例如牛肉、狗肉、鸡肉、羊肉、韭菜、葱、姜、蒜及香辛料，禁酒。"他一听："咦，你咋知道？过敏原实验，这些都过敏。""我咋知道？你吃这些东西太多了，伤着胃肠了，细胞都有记忆的，你欺骗不了它们！以后素食就没问题了。""平日吃惯了，难改啊！""嘴馋时吃点猪肉炖海带就行了，鸭肉也可以，鳖肉也没问题，但不能过，不然这些动物也不愿意了。"

这位朋友因为是个热性体质，又经年肉酒不断，这样吃下去，身体能承受吗？承受不了就会表现出病理状态，通过另外一种形式告诉您别吃了！你说，我就不听，我还要吃，那您想上天堂我也不拽您。猪肉、鸭肉、鳖肉偏凉，所以吃了没反应。因为喝茅台酒比较多，身体也记住这个茅台酒了，他说："喝假茅台不过敏，真茅台过敏。"我说："不管真假，都不喝了。吃点蔬菜，喝点粥，让肠胃安生一段时间，直到它把过去忘记，你就好了。"

你看这个病例，再好的身体也经不住糟蹋，可是，不生病的时候，他听不进去啊！现在过敏性疾病这么多，大家检点一下自己的行为，对对自己的体质，如果你是寒性怕冷体质，就远离寒凉；如果你是热性怕热体质，就不要温补；如果你气血先天不足，就不要过耗，去做什么挑战极限的事；如若你血瘀体质，就要多运动，别天天冥思苦想；如若你痰湿体质，就不要听专家一天8杯水的善言……总之，找适合自己的方式生活，你干了某件事，吃了某种食物，身体不舒服了，就要听身体的，因为身体在这个世界进化了几千年，比你历经几十年的头脑聪明。

现在有一种检查，即测过敏原。我认为这是有一定意义的，但是最重要的是怎么解决。比如说，有很多人几乎对什么都过敏。就拿冷空气过敏来说，生活中到处都是冷空气，难道就不生活了吗？治寒以热，我们用补阳气的方法，例如前面多次提到的"关元灸"，当然了，灸一天是不会好的，从秋分开始，灸到春分，先不要否定和怀疑这个古老的方法，你做了，才有表达的权利。

当然，这一点中药可以帮大忙。不过，吃中药，需要专业中医大夫辨体辨病，对症用药。

3. 特禀体质调养方案

（1）特禀体质膳食保养

1）固表粥：乌梅15克、黄芪20克、当归12克放砂锅中加水煎开，再用小火慢煎成浓汁，取出药汁后，再加水煎开后取汁，用汁煮粳米100克成粥，加冰糖趁热食用。可养血消风，扶正固表。

2）葱白红枣鸡肉粥：粳米100克、红枣10枚（去核）、连骨鸡肉100克分别洗净；姜切片；香菜、葱切末。锅内加水适量，放入鸡肉、姜片大火煮开，然后放入粳米、红枣熬45分钟左右，最后加入葱白、香菜，调味服用。可用于过敏性鼻炎鼻塞、打喷嚏、流清涕。一个星期吃一只，或者一只鸡分成两三次吃，喝汤吃肉，非常好。

（2）特禀体质生活常识

如果您属于过敏体质的话，选家具也非常重要，因为要避免过敏原。有些复合材料的家具里有甲醛，半衰期在十年左右。也就是说，家具都用报废了，甲醛还没有散完。我家的家具主要是以松木为主，原因很简单，第一不是很贵，第二松木芳香，可以醒脾胃。居室宜通风良好，保持室内清洁,被褥、床单要经常洗晒,可防止对尘螨过敏。室内装修后不宜立即搬进去住,应打开窗户,让油漆、甲醛等化学物质气味挥发干净后再搬进新居。春季室外花粉较多时,要减少室外活动时间,可防止对花粉过敏。不宜养宠物,以免对动物皮毛过敏。起居应有规律,保持充足的睡眠时间。

同时,按时睡觉对过敏体质的人也非常重要,因为医学研究发现,人在睡眠的时候,是身体脏器细胞修复最好的时候,特别是晚上 11 点到凌晨 3 点这个过程中,我们白天消耗受损的细胞,都在这个时候进行修复。我觉得,如果您晚上不睡觉的话,哪怕天天吃人参,体质照样不好。积极参加各种体育锻炼,增强体质。天气寒冷时锻炼要注意防寒保暖,防止感冒。

(3)特禀体质小偏方

对昆虫、花粉、冷热空气易过敏的同志,可以自制香袋。

香袋内药材:蛇床子、丁香、白芷各 20 克,细辛、苍术、艾叶、香附、雄黄、硫黄各 10 克,共研细末,加入冰片 5 克混合,25 克装一袋,于每年立春后随身佩带和置于枕下,一月更换一次。连用 3 年。

对于身体已经出现红疹瘙痒的同志,可以用祛瘀散敷脐。

祛瘀散敷脐:桃仁、红花、杏仁、栀子等份,冰片适量,共研细末,用蜂蜜或凡士林调成稠糊状,每日换药,10 次一个疗程,一般 4 次见效。治各类皮肤瘙痒症。敷脐后患者脐部出现瘀血斑,出现越早,效果越好。

这两个小方子来自《儿科药物外治疗法》,芳香辟秽一直是祖国医学一宝,其实,许多百姓也知道,特别是住在一楼的同志,都喜欢在房前屋后种上藿香、十香菜,这样夏秋天屋里就不会有蚊虫。中国素有端午节插艾、佩戴香包、喝雄黄酒的习俗,其实,就是将过敏性疾病、传染性疾病作为生活常态预防。祛瘀散临床报道疗效显著,我在临床用于几个因蚊虫叮咬过敏的孩子,随访令人满意,不打针不吃药,还治病,大人孩子皆大欢喜。

吕大夫温馨提示:

　　对于特禀体质人群,饮食宜清淡、均衡,粗细搭配适当,荤素配伍合理;不宜食用腥膻发物及含致敏物质的食物;亦不宜食用酒、辣椒、浓茶、咖啡等辛辣之品。被褥、床单要经常洗晒,可防止对尘螨过敏;不宜养宠物,以免对动物皮毛过敏。更重要的是遵守平和体质保健方法。

参 考 文 献

[1]金志申.内经[M].长沙:湖南科学技术出版社,2002.

[2]马清钧,王淑玲.常用中药现代研究与临床[M].天津:天津科技翻译出版公司,1995.

[3]刘冠军.针灸学[M].长沙:湖南科学技术出版社,2004.

[4]王琦.九种体质使用手册[M].北京:中国中医药出版社,2012.

[5]王华,杜元灏.针灸学[M].9版.北京:中国中医药出版社,2012.

[6]吕沛宛.把好大夫请回家[M].2版.南昌:江西科学技术出版社,2013.

[7]吕沛宛.好大夫让您不生病的秘密[M].郑州:中原农民出版社,2015.

[8]徐文兵.字里藏医[M].合肥:安徽教育出版社,2007.

[9]贺振泉.春季养生术[M].海南:南海出版公司,1992.

[10]贺振泉.夏季养生术[M].海南:南海出版公司,1992.

[11]贺振泉.秋季养生术[M].海南:南海出版公司,1992.

[12]贺振泉.冬季养生术[M].海南:南海出版公司,1992.

[13]陈潮祖.中医治法与方剂[M].北京:人民卫生出版社,2011.

[14]程志,史纪,董自巧,等.儿科药物外治疗法[M].西安:西安地图出版社,1994.

后　序

　　2009 年 4 月 9 日，在人民大会堂，我国第一部指导和规范中医体质研究及应用的文件《中医体质分类与判定》标准正式发布。作为该标准的牵头编写人和主要起草人，北京中医药大学王琦教授在会上重点介绍了中医九种体质。体质学说一经提出，经过几年发展，其理论在不断地进步和完善。所谓体质就是机体因为脏腑、经络、气血、阴阳等盛衰偏颇而形成的素质特征。换言之，体质是人群及人群中的个体，禀受于先天，受后天影响，在其生长发育和衰老过程中所形成的与自然、社会、环境相适应的相对稳定的人体个性特征。

　　生命不止，养护不息。养生就在衣食住行中，生命在适应自然物候和自身环境稳态中不知不觉生长壮老已，如何让这个过程和谐而没有痛苦，体现生命的美丽和庄严，就需要我们在生活中养生，在养生中生活。有人寄希望于养生中追求长生、美丽不老，这显然违背自然规律。有老人问我："吕大夫，我天天照您说的好好吃饭，好好睡觉，适当运动，怎么觉得身体越来越没劲？"我说："叔叔，这是正常现象，活得没病没灾不是很好吗？有人一出生就夭折，有人中年意外走了，我们能活到自然寿命，不应该高兴吗？把养生当成长生不老的仙丹是不对的。"因此，要正确理解养生。养生就是在中医理论指导下，运用各种方法，达到身体健康、预防疾病、延年益寿的目的。人因天地之气生，四时之法成，受天之气、地之味而滋养，而天地东南西北又各不相同，造就人的不同禀赋，因此养生既有共性又有个性。而体质学说的提出，在制定特定性群体化养生指导方案方面无疑有普遍指导意义。《黄帝内经·素问》曰："五谷为养，五果为助，五畜为益，五菜为充，气味和而服之，以补精益气。"就是说这些食品我们都能吃，食品适合不适合您，就看您吃得是否身体舒适。吃完某种食品，没感觉就是最好的感觉，就像我们生长，您感觉到了吗？所以经常有人问我吃什么，我说，遵照您平时的饮食习惯，凡是吃着身体没有不舒服的都适合您。有人因泄泻找我看病,问疾病起源是吃螃蟹,可是看好不到一个月,又找我了,问起原因,又吃螃蟹了,我说不是告诉您,您不适合吃寒凉性食品吗? 患者说我以为大夫治好了就没关系了。还有患者阴虚体质,虽然用药,疗效甚微,问起起居,还是熬夜,还是应酬,牛肉、羊肉、酒还是一餐不能少。因此,我常说:"药补不如食补,食补不如天补,您把健康都托付给大夫,但是,健康因素的 60% 主动权都在自己手中。"

2010 年我在新浪网做《体质养生与保健系列讲座》,感谢张廷佳夫妇的协助,讲座受到网友们的支持和喜爱。我们也希望通过媒体让大家了解体质、懂得养生,虽然"无功可言,无德可见",但希望借此实现自己"承岐黄之术,增国人健康,扬中医之理,播植于民心"的理想,这本书里亦能看到很多讲座的影子。

没有全民健康,就没有全面小康。病房楼越盖越多,越盖越高,这不是医疗的目的,好的医疗应该是使人不生病的医疗,使病人恢复健康的医疗。要想实现国家富强、民族振兴、人民幸福的梦想,离不开人民强健的体魄做基石。因此,国家"十三五"《中医药发展战略规划纲要(2016—2030年)》提出要"大力发展中医养生保健服务","加快中医养生保健服务体系建设……实施中医治未病健康工程,加强中医医院治未病科室建设,为群众提供中医健康咨询评估、干预调理、随访管理等治未病服务,探索融健康文化、健康管理、健康保险于一体的中医健康保障模式"。要让中医养生观念,走进千家万户,造福千家万户。

体质养生到底给我们什么样的好处呢? 从我自己说起吧,从小长冻疮,吃猪肉就生病,吃竹笋就头晕,吃咸菜就反胃,妈妈做的诸多食品里,最喜欢吃的就是米酒了。鸡肉、羊肉很喜欢,可是难得吃上一顿。后来学中医才恍然而知,这一切,全是因为自己阳气不足,那些吃着不舒适的食品全是寒凉性质的,您看,身体最清楚应该吃什么。年龄的增长、阳气的虚衰仍在继续,2015 年霜降节决心食疗和减少熬夜加班,喝了一个冬天的羊肉汤,最大的收益就是抵抗风寒能力强了。这一年郑州冬天的两场大雪让多少人感寒生病,我庆幸自己无恙,而且还在诊室帮助了众多咳嗽感冒患者。

还有一个典型病例,在哈尔滨上学的一个河南小伙子,2011 年初,因胃肠痛住院半月,后时反复。2012 年春泄泻腹痛住院治疗,发现嗜酸性细胞增高,腹水和脾占位,行脾切除术后,嗜酸性细胞正常。但出院 4 个月,嗜酸性细胞再次增高,予以激素干扰素控制。2015 年寒假来我处治疗。主诉就是怕热,冬天在哈尔滨穿短裤,夏天身如火焚。根据舌脉辨为阴虚火旺体质,用清热、凉血、滋阴、生津的中药和食疗方给予治疗。直到2016年4月中旬电话视频复诊,诉身体热不如前,能正常生活了,无不适,且最近检查嗜酸性细胞值在正常范围。

体质养生是一个缓慢、长期的过程,不能急于一时。我经常对患者说:"养生是一辈子的事。"有些患者提出这样的疑问:"我用体质自测表测体质,怎么是多种体质? 比如我是阳虚体质,又是痰湿体质,我应该怎样调理?"其实这是正常的,由于我们先天禀赋不同,后天生活环境不同,饮食习惯不同,就出现阴阳的偏颇,造成不是一种体质,而是两种或两种以上的复杂体质。每当出现这种情况,我们把几种体质保健方案结合起来,灵活运用到自己舒服就好,不可以刻舟求剑,削足适履。记住,最好的医生是自己,尊重自己身体发出的信号,实在拿不准,就找中医。

感谢众多患友对我无怨无悔的支持,那些典型病案,源于您经常扶老携幼和把邻里乡亲带到我处诊治而结集;感谢河南中医药大学的领导、老师和河南省中医院历届领导对我的培养和信任,为我创造学习机会,进行督导,并把亲朋托付给我诊治;感谢学医生涯中老师们对我的点播和开悟,特别是我的老师李振华教授、王立忠教授、禄保平教授一直孜孜不倦地鞭策我学习,我的科室主任侯江红教授不厌其烦、不嫌愚钝地教我健康管理、传授我临床诊要心得和教导我无私为人;感谢朋友樊英戈女士每获良方佳术必与吾分享,无私支持、鼓励、爱护和鞭策。

感谢中原农民出版社刘培英老师的督促、协助出书;感谢清华大学方家光教授反复规范校稿和悉心指导;感谢我的学生王彦帅、王文爽、李斌、袁莉莉收集整理医案和相关资料,反复校稿;感谢爱人李威和儿子对我的支持、照顾和理解。

中医的春天虽已来临,但是我还没有做好开花的准备。她广博深厚,需要反复实践心悟,这些不成熟不完善的笔墨,报以知我爱我者。书中难免有诸多纰漏,望各位良师益友斧正,善意批评。另外,书中所涉方剂甚多,请在医生指导下使用。

最后衷心希望本书能够走进您的生活,对您的健康有所帮助。也希望您能够分享养生之道和养生之术,为提高大众健康水平,我们携手共进。衷心祝您健康、快乐、幸福。

吕沛宛

2016年5月1日于悬壶居